肿瘤学家研究的结果认为，致癌的因素80%跟人们的生活方式有关，所以肿瘤学家把这些癌称为“生活方式癌”。

这个“生活方式癌”是指许多的癌跟我们不良的生活行为相关，这是提醒人们改善我们的生活行为，改善一些不健康的、可能会导致生癌的生活方式。

本书澄清了有关癌症的诸多误区,回应了有关癌症的诸多热点。作者用50年临床实践的真实案例告诉我们：了解了，就不恐惧；做对了，就可预防。我们都可以离它更远些。

癌症真相

你可以离它更远些

杨秉辉 著

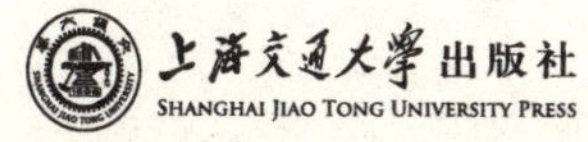

内容提要

癌症是一类严重危害人们生命健康的疾病。近年癌症的研究有许多新的进展，诊断治疗的水平也在不断提高，人们防癌的意识也在不断增强。因此急需对这些方面有一个正确而全面地介绍，以使民众能认识癌症、预防癌症。为此，本书的内容包括：癌症真相、癌症的诊断和治疗、癌症可以预防、十种常见癌症可防可治、癌症病人的故事以及不让癌症找上你等6个部分共100节。每节数百至千余字，介绍一个方面的内容。本书重点的内容为说明癌症可预防，即如本书的书名所点出的"你可以离它远些"。

图书在版编目（CIP）数据

癌症真相：你可以离它更远些/杨秉辉著. —上海：上海交通大学出版社，2015
ISBN 978-7-313-13744-9

Ⅰ.①癌… Ⅱ.①杨… Ⅲ.①癌－防治 Ⅳ.①R73

中国版本图书馆CIP数据核字（2015）第244951号

癌症真相
——你可以离它更远些

著　　者：杨秉辉
出版发行：上海交通大学出版社　　地　　址：上海市番禺路951号
邮政编码：200030　　电　　话：021-64071208
出 版 人：韩建民
印　　制：上海天地海设计印刷有限公司　　经　　销：全国新华书店
开　　本：880mm×1230mm　1/32　　印　　张：6.75
字　　数：120千字
版　　次：2015年10月第1版　　印　　次：2015年11月第2次印刷
书　　号：ISBN 978-7-313-13744-9/R
定　　价：25.00元

前言

如今，癌症是人类健康的大敌。全世界每年新增癌症约1 400万例，死亡约820万例。这个数字估计只会少、不会多，因为有许多国家并未建立肿瘤登记报告制度，有许多癌症病例也未经医学诊断。癌症与传染病、营养不良不同，并不会因科技进步、经济发展而减少，反而会因科技进步、经济发展而导致人口寿命延长而增加。

我国每年新发癌症约350万例，死亡约250万例。随着社会人口结构的老龄化、环境的污染以及吸烟等不健康生活行为的流行，我国癌症的形势、估计若干年内将只会越演越烈而不会有大的改观。

近半个世纪以来，人类对癌症的研究从未懈怠，对癌症的病因、诊治和预防积累了大量的知识和经验。近年分子生物学的研究兴起，更将癌症的研究推向高潮。新的理论、新的知识、新的技术不断推出。应该说人类对于癌症已经有了相当的了解，对癌症的治疗也已经有了些成效。尽管总体上的治愈率还不高，也难免一些病人因此而离世。

由于许多年来人们受癌症是“不治之症”的思想影响，虽然癌症凶险的程度也未必胜过心脑血管病等严重的疾病，但在人们的心目中对癌症却更多一份恐惧。这种恐惧甚至扭曲了人们的心态，导致放弃治疗等行为，常令人扼腕痛惜。

癌症的形成与人们的某些不健康的生活行为密切相关，故肿瘤学上有“生活方式癌”之说，便是希望人们能摒弃不健康的生活行为，以达到预防或减少癌症的目的。可是人的生活方式是几十年逐步形成的，非有充分认识也难下决心改善。癌症的治疗方法甚多，但皆需早期发现、及时治疗方才有效，而癌症能否早期发现又取决于人们的防癌意识，如此等等。对于癌症，无论从防、从治的角度来说，都更需要广大民众的了解和参与。因此普及癌症的相关知识就更显得重要了。

癌症在老年人群中高发。如今，我国已进入老龄化社会，癌症的发病率不断攀升，已经引人瞩目。偶尔亦有些相对年轻的、如演艺人员等公众人物患癌，更又会激起人们、甚至包括一些年轻人的恐慌。

如何正确认识和应对癌症？交大出版社的编辑希望我写一本这方面的科普书。我长期从事肝癌的临床诊疗和研究工作，深感此事之重要，乃不揣浅陋，勉力从事，成此小书，希望能对广大民众进一步认识癌症、预防癌症略尽绵薄之力。

癌症是一大类疾病，涉及内、外、妇、儿各科，癌症的流行病学研究、分子生物学研究、病理学研究等等皆已形成各自的专业领域，即如癌症病人的心理调适、营养支持、康复医疗等等亦皆是大学问，以我之浅薄，势难尽善。故信书中必有许多不足或错误，深望读者指正、专家教我。

杨秉辉

2015 年 5 月

目录

癌症真相
——认识了，就不恐惧 /001

癌症可以预防

十种常见癌症可防可治

癌症病人的故事

癌症真相

——认识了，就不恐惧

有一类疾病遍及到从老人到儿童，而且不分男女，涉及心肝脾肺、五脏六腑；不知何时何日发生，却又常常让人措手不及，常需外科手术切除，但术后仍常突发出，又需用药物治疗；虽说不是传染病，但有的与病毒或细菌又有点关系……这类疾病便是肿瘤。

1. 有一类疾病叫肿瘤

这世界上有一种东西叫作“疾病”，这东西会让人感到种种的不适：轻则头昏、乏力、食欲不振；重则高热、剧痛、晕了过去。其实“不适”还是轻的，重的便要人性命。

疾病的种类多不胜数，据说有博学者查遍医书，说病有一万零八百种。不过恐怕只少不多，因为人生的疾病并不只是书上有记载的，如果人只生书上有的病，医生就好做得多了。

上万种的病，要防、要治，就先得弄清楚它的来龙去脉、弄清楚它的表象与本质，于是便有了将疾病分类的方法。可以依患病的人来分：如新生儿病、儿童病、成人病、妇女病、老年病等等；可以按患病的器官分：如心脏病、肠胃病、肾脏病等等；可以按疾病的发病情况分：急性病、慢性病；可以按治疗方法分：如内科病、外科病；也可以用是否有传染性分：传染病、非传染病……大多数疾病涉及的范围只是某一类人或某一器官，因此相对好防、好治一些。

但有一类疾病涉及从老人到儿童，而且不分男女；涉及心肝脾肺、五脏六腑；不知何时何日所生，却又常常让人措手不及；常需外科手术切除，但术后仍常会复发，又需用药治疗；虽说不是传染病，但也有的与病毒或细菌又有点关系……这类疾病便是肿瘤。

这肿瘤涉及面之广还不仅在于个体的心肝脾肺肾，从时间的跨度上来说，据说在古埃及的木乃伊上就发现有患肿瘤的，那么少说这肿瘤也就有四五千年的历史了。更有古人类学家研究生活在距今 33 000 年前的尼安德特人的骨化石，据说也发现有肿瘤的踪迹。这个古老的疾病却至今长盛不衰，甚至越演越烈。从地域上来讲，东西南北、欧亚美非，无不涉及。从人种上来看，不但涉及蒙古利亚、高加索、埃塞俄比亚、印第安等各色人种，甚至各种动物、植物都有涉及，几乎所有的生物体都可能生肿瘤。可以说肿瘤是一类“全生物”的病。

2. 肿瘤分良性与恶性

要给肿瘤下个定义并不容易，简单地理解：肿瘤是身体组织的异常增生，即多长出了一块。当然，手上多长了个指头，那叫畸形，不是肿瘤；疤痕长得高出皮肤，称为疤痕疙瘩，也不是肿瘤。

肿瘤有良性与恶性之分。比如有人在头颈后面长了一个瘤，软软的，几十年也没有大变化，把它切下来做个病理切片检查，里面全是脂肪细胞，那是脂肪瘤，良性的。有人身上长了许多小疙瘩，沿着神经分布，不痛不痒，拿一个下来做切片检查，是神经纤维瘤，良性的。这些良性瘤的特点是生长缓慢，甚至终生无多变化，更重要的是对人的健康没有过大的影响。所以，良性肿瘤一般可以不去处理它。当然，脑子里长了良性肿瘤，因为头颅骨形成的颅腔容量固定，良性肿瘤在里面长了起来，便会挤压其他的脑组织，所以应该切除；长在脸上的良性肿瘤影响容貌，还是切除的好。良性的肿瘤切掉以后不会再发，也不会转移，切掉就没事了。由于这种肿瘤对人体的健康危害不大，治疗不难，甚至有的不治亦可，所以一般提到“肿瘤”，几乎都是指恶性肿瘤，并不包括良性肿瘤。本书亦是如此。

恶性肿瘤与良性肿瘤就大不相同了，首先它长得快，没几个月就可以长得很大。不但长得快还危害人的健康：长在食管里的，把食管堵住了，人就吃不了东西；长在胃肠里的造成幽门梗阻、肠梗阻，胃肠不通了，食物下不去，生命如何保障？恶性肿瘤不但会不断生长，还会破坏周围的组织，侵犯到血管就会引起出血，侵犯到神经就会引起疼痛。不但如此，它还会产生许多有害的物质，这些物质种类繁多，可笼统地称之为“毒素”。这些毒素让人发热，食欲下降，精神全无，以致最后让病人全身衰竭，所以称之为“恶性肿瘤”，名副其实。恶性肿瘤还会转移，原来长在胃里的跑到了肝里，长在肝里的又跑到肺里，长在肺里的会跑到脑子里。别以为它搬家了，搬远些就好了。其实，这实在是扩散，原来的还在，犹如开了“分店”。恶性肿瘤也可以做手术切除，当然也有切掉就好了的，但是，许多的病人手术后还会复发。实属恶劣之极。

3. “癌”代表了所有的恶性肿瘤

恶性肿瘤又可分为两大类：长在皮肤或上皮组织上的、实际上是由皮肤或上皮组织细胞演变而来的叫“癌”，其他的应该叫“肉瘤”。

皮肤容易理解，什么叫上皮组织呢？张开嘴，口腔里面也衬着一层皮，不过这皮比较细腻、不长毛、不出汗，医学上叫它黏膜。这个黏膜从口腔到肛门、从鼻腔到肺泡、从肾脏到尿道都有。打个比方，人的身体像一件棉袄，不过这件棉袄特别厚罢了。人的皮肤就好比是棉袄的面子，这黏膜便是这棉袄的里子，因为长在身体的里面，所以叫它“内皮”，而在组织学上连同皮肤称之为“上皮”。凡上皮细胞演变而来的恶性肿瘤都叫作“癌”，如食管癌、胃癌、肠癌、支气管癌、膀胱癌等等。肺、肝脏、胰腺、肾脏、甲状腺、乳腺、前列腺等等虽然外形上不同于一般的管腔，但在胚胎发生学上，它们也属于上皮组织一类，所以发生的恶性肿瘤也叫作“癌”。

而这棉袄里的棉花，比如骨骼、淋巴、脂肪等等如果生了恶性肿瘤便叫作“肉瘤”，骨肉瘤、淋巴肉瘤、脂肪肉瘤等等都是恶性肿瘤。

因为癌占了恶性肿瘤的绝大部分，所以通常就拿“癌”字来代表恶性肿瘤了。比如“抗癌协会”，并非是不抗肉瘤、只抗癌的协会，癌症专家也并非只治癌症、不治其他恶性肿瘤的专家等等。即如本书提到的“癌”或“癌症”，也都是指所有的恶性肿瘤，并非只是指来源于上皮组织的癌。

大致说来，良性的肿瘤便叫它“瘤”，如脂肪瘤、纤维瘤、甲状腺腺瘤、子宫肌瘤等等。恶性肿瘤又可分为癌与肉瘤两大类。肺癌、胃癌、肝癌、乳腺癌等都是恶性肿瘤。淋巴肉瘤、脂肪肉瘤、纤维肉瘤也是恶性肿瘤，尽管它们与脂肪瘤、纤维瘤仅仅一字之差，其实有天壤之别。不过这其中又有例外：“淋巴瘤”是淋巴肉瘤、霍奇金病等一大类淋巴系统恶性肿瘤的统称，当然也是恶性的。此外，还有少部分与胚胎发生有关的恶性肿瘤名为“母细胞瘤”，如视网膜母细胞瘤、肾母细胞瘤、神经母细胞瘤等。也还有一些肿瘤按习惯称为白血病、霍奇金病、尤纹氏瘤等也是恶性肿瘤。

当然，也有个别介乎恶性肿瘤与良性肿瘤之间的情况，可称为“交界性肿瘤”。

良性肿瘤与恶性肿瘤有本质上的区别，但也有少数的良性肿瘤有可能演变为恶性肿瘤，如结肠腺瘤有可能演变为腺癌等，但恶性肿瘤几无可能演变为良性肿瘤。

4. “二十世纪的瘟疫”来到了21世纪

在人类的历史上，传染病曾经严重危害人的健康。单以鼠疫为例，此病在中世纪的欧洲曾经广为流行，意大利的人口因此减少了1/4，今日威尼斯的游艇贡多拉，即当年的运尸船。伦敦的居民连死带逃，人口减少1/3，直到一把大火烧掉了全城过半的房子，这当时所称的“黑死病”方才渐渐收敛。国运延续千年的东罗马帝国，亦因此病而国势日衰，终于亡于土耳其苏丹之手。鼠疫涉及欧亚非三大洲，起伏历时数百年之久，直到上世纪初方才逐渐式微。今日我国中华医学会之创始人伍连德博士，因北洋政府时期在东北防控鼠疫，而功彪千秋。如今这鼠疫已经基本上销声匿迹。

“瘟疫”，是指死人甚多的传染病。到了20世纪，科技进步，传染病逐渐被控制、甚至消除。而癌症日增、死人无数，于是人们惊呼癌症乃“20世纪的瘟疫”。实际上比之于瘟疫对人类的危害，癌症实在是有过之而无不及。瘟疫之中鼠疫流行最广，涉及欧亚非三洲，而癌症则遍及全球，几乎人迹所至之处皆可有癌症。鼠疫流行最久，长达六、七百年，而癌症至今数千年不衰。如今已经进入了 21 世纪，但这“20 世纪的瘟疫”却也跟着历史的车轮闯入了 21 世纪。

世界上许多国家恶性肿瘤的发病率和死亡率有增无减，我国亦是如此。在 2005 年，估计每年全世界新发恶性肿瘤病例约 1 000 万例，每年因患恶性肿瘤死亡 600 万人。而到了 2012 年，据世界卫生组织报告：每年全世界新发恶性肿瘤病例 1 400 万例，死亡 820 万人。其实，肯定不止此数，山沟沟里的一个老农民死了，他没到大医院去检查过，你怎么知道他不是因为生癌死的？非洲的灾民倒在地上死了，算他饿死的，其实他也可能是一个患癌症的病人。而且看来全世界的恶性肿瘤还会流行下去。随着人口结构的老龄化、环境污染的加剧、不良生活行为的流行，专家们认为，这一严峻的形势还将持续下去，据《2014 年全球癌症报告》称：到 2025 年，全球每年新发的恶性肿瘤病例将有可能达到 2 000 万例，每年因恶性肿瘤而死亡的病例将达 1 200 万，整个翻了一番。

5. 我国的癌症问题严峻

我国幅员广大、人口众多。幅员广大，各种环境条件兼而有之。食管癌好发于较为干旱的北方高原地区，从发病率看，食管癌曾居我国各种癌症的第二位；肝癌好发于温暖潮湿的南方平原，肝癌至今仍稳居我国癌症发病率的第三把交椅。我国大陆地区经济发展不够平衡，在发展中国家常见的胃癌，在我国仍是发病率数第二的癌症。东南沿海地区随着经济发展，在发达国家常见的肠癌、乳癌、前列腺癌却已明显增加。我国人口众多，当然患癌症病人的数目也多。而且还有的癌症似乎特别青睐中国人，如鼻咽癌便是。所以我国的癌症是一个严重威胁人民大众生命健康的公共卫生问题。据我国卫生部门统计，我国恶性肿瘤死亡占全部人口死亡原因的第二位，仅次于心、脑血管病导致的人口死亡。而若将心血管病与脑血管病导致的人口死亡分别统计，则癌症占我国居民死因的首位。

由于随着年龄的增长，致癌物质在人体内的聚积、癌变过程累加、免疫力的下降等因素，癌症在中老年人中高发。而我国随着经济的发展、医疗卫生事业的进步，我国人口寿命显著延长，人口结构老龄化的趋势明显。我国社会事实上已经进入老龄化社会，癌症的发病率必定是有增无减。而且随着经济发展带来的环境污染，吸烟、酗酒等不良生活行为的流行，我国恶性肿瘤发病率近若干年内将只会继续增长，不会下降。据《2013 中国肿瘤登记年报》披露：2012 年我国新发肿瘤 350 万例，相当于每分钟 6 例；死亡 250 万人，相当于每 14 秒钟死亡一人。单肺癌一病，2012 年即发生 60 万例，死亡 49 万人，实在令人唏嘘不已。

6. 怎样才是“战胜癌症”？

近百年来科学技术有了突飞猛进的发展。同样，医学作为直接为人民健康服务的科技也在不断发展。一些疾病被消灭了，比如天花已经在全世界灭绝，一些疾病被控制了，比如俗称小儿麻痹症的脊髓灰质炎。许多病如伤寒、败血症、脑膜炎等等都可以治愈了。外科的技术进步了，全身各处没有不能动刀子的禁区，甚至整个器官都坏了，还可以移植一个新的器官进去。唯独这恶性肿瘤，尽管世界各国的科学家都在潜心研究，世界各国的医生都在奋力治疗，虽说研究也有不少进展，疗效已有大幅度提高，但总体上说：如今的科技对它、还没有到达“进入自由王国”的境界。

20 世纪 60 年代，“大跃进”的时代，我国曾有过“让高血压低头，叫癌症让路”的口号，当然也只是口号而已。70 年代初，美国尼克松总统曾批准实施两项重大科技计划：一是登月，二是战胜癌症。结果是美国的宇航员取来了月球上的岩石标本，而癌症依然肆虐如故。战胜癌症真比登天还难。

当然，科学上的事也不可能“一步登天”，需得一步一个脚印、踏踏实实地去追求。“战胜癌症”是一句口号，有鼓舞人心的作用。但怎样才是“战胜”了癌症呢？作为科学研究，还得有确切的目标。美国国立癌症研究所提出的目标是：要让癌症成为“少发、易治”之病。

要消灭一个病，谈何容易？古往今来能够明确地说被“消灭”了的疾病，除天花之外、尚无其他。天花只是传染病中的一种，如今虽说多数传染病已被控制，但传染病作为一类传染性疾病并未被“消灭”，艾滋、萨斯、禽流感、埃博拉……新的传染病还是层出不穷。而癌症恰是一大类疾病，而且至今也尚无一种癌症可以称得上被“消灭”的。消灭癌症既然不现实，“少发、易治”倒是合情合理。事实上，在欧美一些发达国家中，一些癌、如肺癌的发病率已经逐年下降；一些癌、如乳腺癌的生存率已经逐年上升。说明希望癌症“少发、易治”是可能的。到了有一天，癌症已经很少见了，见到个把癌症的病人也一治即好，应该也可以算是“战胜”了癌症了吧。

7. 癌细胞从何而来?

癌细胞不是外来的，是我们自己身体里长出来的，是身体组织的“异常增生”。异常增生，简单地说，就是不正常的生长。孩子长大了是生长，手上的皮削掉一块，过几天也就长出来了，也是生长。不过正常的生长有个限度，孩子长十七八岁，骨骺闭合也就不长了；手上削掉一块皮，新皮长到覆盖住伤口以后也就不长了。但癌不然，它会不以人的需要而持续增长，所以称之为“异常增生”。

人体内有数百万亿的细胞在不断地进行着新陈代谢，这些细胞无时不在推陈出新。生生灭灭，在人的一生中不断地在进行着，在数量上，一般成人大致上“收支平衡”。新生出来的细胞形状和功能与原来的细胞一样，胃壁上的细胞就是会分泌胃酸，肝细胞就是会产生胆汁。儿子像老子叫遗传，新细胞像老细胞也是遗传，遗传的关键物质是基因，就是遗传的“基本因素”，基因在细胞的细胞核里面，是保证新细胞像老细胞的基础，要是这个基础动摇了，就出问题了。

人的细胞里大约有数万个基因，它们分别掌管着细胞乃至生命的各个方面的特性。有些基因是管细胞分裂增殖的。生物细胞的繁殖，不是一个大细胞生出许多小细胞来，而是一个细胞一分为二，形成两个新的细胞，两个变四个，四个变八个……但这其中也有些细胞不再分裂增殖，而是“凋亡”了，大致上增殖的与凋亡的数量上相抵。增殖形成的两个新细胞中都包含了来自老细胞的相同的基因，所以它们的特性皆与老细胞相同。

掌管细胞分裂增殖的基因，人人都是有的。但是在致癌物质的作用下，一些基因会发生“突变”。基因变了，长出来的新细胞不像老细胞了。比如肝细胞应该能产生胆汁帮助消化，能把吃进来的营养转化为人体所需要的物质，能帮助把外边进来的或是身体里产生的毒素消除掉。基因变化了，新长出来的肝细胞不一样了，不产生胆汁、不消化吸收营养了，而且这种细胞很少“凋亡”，于是便一味地增长，还侵犯血管、破坏临近的组织，不消除毒素反而产生毒素了。还会到处流窜，破坏了血管，顺着血流又转移到肺里去了。这就叫作肝细胞“恶变”了，好端端的肝细胞变成肝癌细胞了，因此也叫“癌变”了。癌细胞就是这么来的。

8. 基因因何变化？

基因又是怎么会变化的呢？是致癌物质入侵引起的。掌管细胞分裂增殖的基因在致癌物质的作用下，变成促成癌变的基因了，所以这部分原来掌管细胞分裂的基因可以称它为“原癌基因”，即原始的癌基因。而变化了的，且有促成正常细胞变为癌细胞作用的基因则称之为“促癌基因”或“癌基因”。世界上的事情总是对立统一的，有“促癌基因”，就有“抑癌基因”。一个促进，一个抑制，在一般情况下它们应该是相互制约、达成平衡的。但是在致癌物质的持续作用下，促癌基因被激活，它们积极活动，而抑癌基因本身亦被抑制，甚至丢失。那么癌细胞的形成、癌的发展，自然就顺理成章了。

“致癌物质”是细胞癌变的动因，而致癌物质又无处不在，但亦非人人必定会生癌，因为人的基因对这些致癌物质的“易感性”并不相同，一些人的某些基因存在先天性的缺陷，它们更容易接受致癌因素的作用，即“易感”，于是这些人发生某种癌症的机会就更多了。

不过事情也还不那么简单，人体内数百万亿的细胞无时不在进行着新陈代谢，这些细胞的基因在诸如炎症等因素的影响下，有时偶尔也会出点小小的差错，产生出不太正常的细胞来，这些细胞可以称为“变异细胞”。变异细胞一旦出现，人体的免疫监视功能就会发现它，免疫细胞就会来清除它。而如果人体免疫功能低下，不能清除这些异常细胞，这些细胞便有可能逐步发展为癌细胞。

有人说：“人人身体里都有癌细胞”，这话不对，但如果说：“人人身体里都有变异细胞”，倒是可以的，因为若是在人体内发现有癌细胞，此人已经可诊断为癌症的病人了，怎么可能“人人身体里都有癌细胞”呢？

9. 癌的“病因”有哪些？

“癌的病因不明”，许多人都知道有这个说法。的确，要具体到说某一个人为什么会生了某种癌，有时确实困难。但是，人类对于癌症的病因也并非完全无知，应该说基本上是清楚的。

近年，基因组学的研究成果表明，癌症基本上是一种基因病。所以，如今通常的说法是：“癌症是多基因遗传易感性疾病”。多基因即涉及众多基因之意，基因的变化是因其本身的缺陷，使其对某些致癌物质更加易感，在这些致癌物质的作用下，细胞癌变、癌症形成。

所以也可以表述为。癌症是基因在内外环境因素影响下发生的病变。与癌症发生相关的人体内的环境因素包括：

(1) 人体的免疫因素。当细胞发生变异时，人体的免疫力便能将其消除。若是人体的免疫力下降，不能消除这些变异细胞，这些细胞便有可能演变为癌细胞。老年人常常免疫功能低下，这也就是癌症多见于老年人的原因之一。

(2) 人体的神经内分泌因素也与癌症的发生密切相关，如乳腺癌与雌性激素相关，前列腺癌与雄性激素相关。这些肿瘤甚至被称为“激素依赖性肿瘤”，改变了病人体内的激素环境，就可以有效地抑制肿瘤的发展，甚至促成这些肿瘤的消退。

(3) 人的精神状态亦与肿瘤的发生有些关系。有人多愁善感，遇事优柔寡断，感情不易宣泄，好生闷气，似乎生癌的机会多些，这可能与抑郁能削弱人体的免疫力有关。

癌症发生的体外环境因素包括：

(1) 物理因素。最经常提到的是日本广岛原子弹袭击幸存者由于受到放射线的影响，白血病等癌症的发病率明显增高。寒冷地区人们长年睡在生火的坑上，背部皮肤由于慢性的烫伤而导致发生皮肤癌，名为“坑癌”。口腔黏膜因受到已部分损毁的、尖锐的牙体长年的刺激而发生癌症，亦属物理因素致癌之例。

(2) 化学因素。人类的癌症与化学致癌因素关系最为密切，可以说人类癌的大多数是由化学致癌因素引起的。化学致癌因素甚多，已经鉴定的便有千余种，而且还因新化学合成物的不断问世而逐年增加。早已认定的致癌、促癌物有：苯并芘类、亚硝胺类、苯胺类、氮芥类、某些芳香烃类以及一些霉菌或藻类的毒素等。此类化学致癌因素多通过饮食、吸烟、用药等途径进入人体。

(3) 生物因素。生物因素与癌症的关系近年颇受重视，因为理论上有可能通过接种某种疫苗来预防此类感染而达预防癌症的目的。与癌症发病有关的生物因素有：乙型与丙型肝炎病毒感染与肝癌有关；人类乳头状瘤病毒感染与宫颈癌有关；疱疹病毒感染与鼻咽癌有关；幽门螺杆菌感染与胃癌有关；华支睾吸虫感染与胆管细胞型肝癌有关；埃及血吸虫感染与膀胱癌有关；日本住血吸虫感染与结直肠癌有关等等。当然，与癌症发生有关的霉菌或藻类毒素亦可属于生物致癌因素。

10. 癌症是多因素共同作用的结果

癌是一个多因素疾病，癌的发生也是多因素共同作用的结果。外因当然是重要的，但外因也要通过内因起作用。而且就外因而言，也多有主辅之分，主因为致癌因素，辅因为促癌因素。比如乳腺癌发病的主因应该是体内内分泌的失衡，但高脂肪饮食的摄入则是重要的辅因。乙型肝炎、丙型肝炎病毒感染是肝癌发病的主因，但酒精、黄曲霉毒素的摄入则是重要的促进因素。这些因素相辅相成，经过一个相当长的时间，多次地、反复地作用于相关基因，经过启动、促进、发展诸阶段而终于形成癌症。

由于确定癌症的“病因”是一个相当复杂的问题，需要长期的论证和精确的动物实验研究方能确定，而且动物实验的资料在人体验证尚有一定的困难。所以目前肿瘤学家都愿意将这些与癌症发病相关的内因、外因称为癌症的“发病因素”，即与发病相关的因素，尽管也可简称为“病因”，但不宜简单地理解为因果关系的“因”。

癌的发生，问题出在基因上，但是基因突变的关键还是在于致癌物质的作用。所以从防癌的角度看，人们可能更应该关注致癌物的作用，因为前者对一个人来说是来自爹妈的、既定的、至少目前尚不能改变的，但后者却是可控的。

11. 癌的样子

“癌”字是在中国古汉语中的“嵒”字上加了一个“病

字头”，表明是一种疾病。而“嵒”在古汉语中又与“岩”相通，表明其坚如岩石之意。确实，能摸到的癌大多有一个坚硬的肿块，这肿块的表面常常高低不平，肿块一般也不能推动，肿块表面的皮肤并不红肿，用手压它也无痛感。当然，癌块长到后来也会破出表面，流血、流脓。如果是长在胃、肠、膀胱里的癌，用内镜可以看到它们，大多是突出表面、呈花菜状的肿块。长在实体组织里的癌，做手术切下来，剖开来看，大多是灰白色、表面呈分叶状的肿块。能够摸到、看到、查到肿块的肿瘤，都可称为“实体瘤”，这个词是针对血液系统的肿瘤而言的，因为血液系统的肿瘤，如白血病等，并无“实体”的肿块存在。

把肿块做成组织切片，在显微镜下则可以看到癌细胞了。癌细胞要比它附近的正常组织的细胞大些，形状也变得不同于周围的细胞，细胞核特别大，而且染色深，核仁也明显，说明它很容易分裂增殖，因为细胞分裂的动力，便在细胞核的染色体之中。癌细胞虽然已经与正常组织细胞有了很大的不同，但是它的排列大致上还能保留原来的组织状况，如排列成鱼鳞状的，可称之为鳞形细胞癌、简称为鳞癌，排列如腺体的称为腺癌，既不像鳞癌又不像腺癌的可称为未分化癌等等。病理学家可以从这种排列的状况大致分辨出它的来源，比如鳞癌多来自如皮肤、食管黏膜、子宫颈等部位的鳞状上皮；腺癌多来自如胃肠道黏膜、乳腺组织或甲状腺的腺上皮。病理医师还可以按照癌细胞与正常组织细胞的差异，判定癌细胞的分化程度，分化比较好的，或称高分化的，即比较接近于正常组织细胞的，评为 1 级，理论上这种癌细胞的恶性程度较低；分化很差的，或称低分化的，评为 4 级，理论上这种癌细胞的恶性程度更高。而介乎这两者之间的可判为 2 级或 3 级。

12. 癌的行为

癌细胞的行为与正常的细胞不一样。正常组织的细胞各司其职：肝细胞分泌胆汁、转化食物为能量；胃壁细胞分泌胃液，帮助消化；支气管上皮细胞分泌黏液，黏住灰尘和细菌……但一旦变成了癌细胞，不管是哪一种组织细胞变的，它们都不干原来的那份活了，而尽干些破坏捣乱的事了。

尽管它们的来源各不相同，但它们的劣行却大同小异，至少有下列各项：

(1) 不按机体的需要，盲目生长，消耗大量的各种养料。

(2) 胡乱生长的结果挤占了正常组织的位置。脑子里长了肿瘤，便挤压周围的脑组织，脑组织被头颅骨包着，颅骨并无弹性，脑组织因此被压迫，自然会有剧烈的头痛，脑功能亦受损害。食管里长了肿瘤，食管被阻塞，于是病人便不能进食。胆管长了肿瘤，胆管阻塞不通，胆汁无法排出，只好倒流入血，因此产生黄疸。有些医学检查报告中提到“占位性病变”一词、即由此而来，尽管“占位性病变”不完全是癌，但癌（指实体瘤）皆有“占位性病变”可见。

(3) 癌组织会向周围正常组织渗透，要渗透就必先破坏正常组织，许多癌细胞能分泌溶解正常组织的酶，使这些组织糜烂、出血，如果破坏了大血管便会引起大出血，甚至使人丧命。

(4) 癌组织还会产生毒素，扰乱人的新陈代谢，使人发热、食欲全无、迅速消瘦。还会产生一些类似内分泌激素的物质扰乱人体的各种物质代谢，如肝癌细胞能产生一种类似胰岛素样的物质，使人产生严重的低血糖症状；肾癌细胞能产生一种类似促红细胞生成素一样的物质，使人红细胞大量生长，结果造成血管阻塞；还有的癌组织能产生类似肾上腺皮质激素样的物质、组织胺样的物质，还会产生使人血钙过高、血钾过低的物质，形成所谓“癌旁综合征”，混淆其本身的症状。

(5) 癌组织还会扩散、转移。癌组织除了向附近组织直接侵犯外，一旦侵入血管或淋巴管，便可以循着血液或淋巴液扩散开来，通常在同一个器官的称为“扩散”，到了淋巴结或到了另一个器官的则称为“转移”。“转移”不是搬迁，原来的癌（称为原发灶）还在，只是多了分支机构（称为转移灶）。扩散、转移多见于晚期的肿瘤病人，但在一些较早期病人中也可以发生，使病人丧失了手术切除肿瘤或进行放射治疗的机会。

(6) 恶性肿瘤手术切除后有许多病例会复发。手术后的近期该肿瘤又复发的，多数是术前事实上该肿瘤已经扩散，而未能为医学检查发现所致。手术后的远期，如数年之后该肿瘤复发的，有可能为引发原肿瘤的病因仍在对该器官发挥作用，引发的一个新肿瘤。因为切除了肿瘤并未切除引发肿瘤的病因。若手术后生了另一种肿瘤，则称为生了“第二原发癌”，而非原来肿瘤的复发。

13. 癌症会不会遗传?

癌症确实与遗传有些关系。癌症是一种基因病，而基因正是主导遗传的物质。但癌症并不是一般意义上的遗传性疾病，父母患了某种癌症，子女并不一定会生这种癌症，即是同卵的双胞胎，其中一个患癌了，另一个也不一定生癌。近代基因组学研究的结果表明，癌是一种多基因遗传易感性疾病。“遗传易感性”的意思是遗传了对某些致癌物质的易感性，而并不是遗传了癌的本身。比如，上一代有人吸烟，最后患了肺癌，因为吸烟的人并不全部都生肺癌，看来此人必是对烟雾中的致癌物质颇为敏感。这肺癌并不会遗传下来，但他对烟雾中致癌物质具有敏感性，这一体质问题完全可能遗传下来，若他的下一代人也吸烟，则很有可能罹患肺癌。因为其身体内在条件对烟雾中的致癌物质更易于接受。反之，如果他的下一代人不吸烟，那么也就或许与肺癌无缘了。

当然，也有极少数的癌是被认为有遗传性的，如视网膜母细胞瘤，据说若父母患此病者，子女中有 2/3 以上的几率患此病。不过此病生存率甚低，能生存到结婚生育的机会甚少，故关于遗传之说恐怕只是推算或只是小样本统计的结果。

还有些癌症有较为明显的遗传倾向，如由家族性大肠腺瘤性息肉症演变而来的结肠癌，由着色性干皮病演变而来的皮肤癌。不过，严格地说，遗传的是家族性大肠腺瘤性息肉症或着色性干皮病而不是遗传结肠癌或皮肤癌。

至于一个家族中有多人生癌，如果所生的癌并不相同，则应理解为由于癌症的高发病率在一个家族中的反映。有人研究认为有 1/5 至 1/4 的人一生中难免会生癌，那么一个有 20 个人的家族中有 4 ~ 5 个人先后患了癌症，那就不足为奇了。如果在一个家族中先后多人患相同的癌症，那么首先应该考虑的是，可能他们都处在一个有着相同的致癌因素的环境中。这种情况在某些癌症的高发区并不少见。如在一些肝癌高发区，有时可以见到在同一个家族中有数人同时或先后患肝癌的现象，现已查明这是与乙型肝炎病毒的感染有家族聚集倾向的缘故。这种家族中的成员常常都有乙肝病毒感染的历史，当然，他们所处的环境也相同，比如在饮食中摄入的黄曲霉毒素都较多，这些致肝癌的主因、辅因在这一家族成员中普遍存在，他们患肝癌的机会自然就多了，也非简单的遗传所致。

14. 癌症会不会传染？

癌症会传染吗？有人会举出夫妻先后生癌的例子来说明癌症似乎是有传染性的。

但所谓“传染”，应是先有传染源，即患病的人或畜，排出致病因子，经过一定的途径传染给易感的人，并使人患上相同的疾病，才叫传染。患肺结核的人痰里可能有结核菌，如果随意吐出，痰干后结核菌随风飘扬，免疫力低下的人吸了进去，便有可能患上肺结核。所以说肺结核是传染病。肺癌假设说只是因为烟雾中的致癌物质引起支气管上皮细胞癌变所致，肺癌病人并不会排出烟雾中的致癌物质，所以他便也不会引起其他的人患肺癌了，所以癌症不是传染病。

即使肺癌病人的痰里咳出了肺癌的细胞，这癌细胞离开了人体也就活不成了。就算它还活着，而且进入另一人的体内，这人体内的免疫力也足以将其消除。因为这癌细胞来自另一个体，而异体的组织、细胞是不能在另一个体中存活的。除非器官移植，须给受移植者使用大量的免疫抑制药。

肿瘤医院中的医护人员长年接触肿瘤病人，并不作特殊的防护，他们癌症的发病率并不高于其他职业者，当然也有患了癌症的，但是银行的职员同样也有患癌症的。所以并不能说明癌症有传染性。夫妻先后或同时患了癌症，应该研究他们共同的生活环境中是否存在着致癌因素，而不应该认为是传染。

当然，也有癌症的发生与病毒、细菌、寄生虫感染有关。最典型的例子是肝癌。肝癌是在乙型或丙型肝炎病毒感染的基础上由慢性肝炎、肝硬化演变过来的。乙肝或丙肝病毒是可以传染的，但肝癌并不传染。而且当病人发生肝癌时，这病人一般皆已过了乙型、丙型肝炎的传染期，故也不会因接触肝癌病人而传染乙型、丙型肝炎，更不用说是传染肝癌了。

15. 癌症的高发地区

癌症是一个在全世界范围内广泛分布的疾病，不分东西南北、欧亚美非，皆可发生的疾病。不过仔细研究下来却也发现有某些癌症在某一地区高发，而另一些癌症却在另一地区高发的情况。这就形成了某一些癌症有“高发地区”的问题了。对癌的高发地区的研究，可能对阐明癌症发生的病因有所帮助。

食管癌在我国北方山区发病率较高。从全球来看，从西亚、中亚延续到我国华北地区，形成一个食管癌的高发地带。相信这个地区可能存在着相同的食管癌的致癌因素。据我国肿瘤学家研究的结果认为与我国这一地区少水，蔬菜生长较少，居民多进食不新鲜的蔬菜，以致摄入过多的亚硝胺类致癌物质有关。估计中亚地区食管癌高发的原因也是大致如此。肝癌在我国东南沿海地区高发，从全球来看，东南亚、非洲撒拉大沙漠以南的地区都是肝癌的高发区。研究表明，这些地区温暖潮湿，适合霉菌生长，黄曲霉所产生的毒素则是引发肝癌的重要因素之一。肺癌在工业化国家中发病率高，相信与环境污染有关。城市居民的肺癌发生率又高于农村，更是印证了大气污染与肺癌的关系，因为城市中有较多工业、汽车等的废气污染。宫颈癌则在不发达地区高发，应与环境卫生不良、早婚多产等易于遭受人乳头状瘤病毒感染有关。

16. 癌症的高危对象

癌症是一个在人群中广为发生的疾病。无论男女老幼皆有可能生癌。但有某些人更容易发生某一种癌，而另一些人却容易生另一种癌，这就形成了某些癌症有“好发人群”或

“高危人群”的问题，对这些人群中的个人而言，则可称之为“高危对象”。对癌症高危对象的研究，有助于对特定人群加强预防措施。

儿童、青少年中与胚胎发育相关的肿瘤，如恶性畸胎瘤、肾母细胞瘤、肝母细胞瘤等高发。白血病，尤其急性白血病在儿童、青少年中发病率亦较高。但这是将这些肿瘤与其他肿瘤比较的结果，如：与胚胎发育相关的肿瘤基本上皆见于儿童，青少年已极少见。白血病可见于各种年龄，由于在儿童、青少年中其他癌症少见，故称白血病在儿童、青少年中发病率高。

不过，通常所称“某癌的高危对象”，主要指在一般人群中更容易患某种癌症的对象。

因为每个人的遗传素质对各种致癌因素的易感性不同，接触到的、并在身体里积累致癌因素也不同，所以易患的癌症各不相同。通常所指癌的高危对象为：

肺癌：吸烟的人，特别是吸烟量大和吸烟史长久（勃氏吸烟指数：每日吸烟支数 X 吸烟史年数大于 400 支年）的人，工作或生活中接触石棉或放射性氡等物质的人。

肝癌：曾感染过乙型或丙型肝炎病毒，尤其是患慢性乙型或丙型肝炎及肝硬化的人。

胃癌：患慢性萎缩性胃炎并伴有胃黏膜“肠化”及

不典型增生的人，患有胃息肉、经久不愈的胃溃疡及曾作胃大部切除的人。

肠癌：患有家族性大肠腺瘤性息肉症、肠息肉、克隆氏病的人。

乳腺癌：患囊性乳腺病者、月经来潮早于12岁、绝经晚于52岁、终身未婚未育及直系亲属中有人患乳癌的妇女。

宫颈癌：早婚、多产、多性伴侣及遭某些类型的人乳头状瘤病毒长期感染的人。

……

目前高危对象的划定，主要的根据是流行病学的资料，更多的癌症目前尚不明确高危对象的范围。不过，今后必定是可以通过基因检测的结果来加以确定的。

高危对象的划定是相对的，并非不属高危对象者一定不会生此癌，亦非高危对象必定会生此癌，但高危对象者确实要比别人更容易患这种癌症。这些人自然应该成为预防这种癌症的重点对象。

17. 癌症因人口结构老龄化而增加

尽管儿童亦有生癌症的，但癌症多见于中老年人并无疑议。

随着社会人口结构的老龄化，许多国家癌症的发病率都在不断地上升。中老年人癌症发病率高的原因至少有如下两点：

首先，致癌物质的致癌作用需有一个积累的过程。多数致癌物质对基因的损伤作用，也需一个从量变到质变的过程。中老年人从年轻时就接触致癌物质，经过几十年的积累，终于达到了足以致癌的剂量，基因的变化也从量变达到了能致癌的“质变”过程。

其次，机体的免疫功能的衰退。与癌症发病相关的、清除“变异”细胞的免疫功能属细胞免疫范畴，是一种需要相当数量的、若干种免疫细胞才能执行的功能。而此类免疫细胞中的骨干称为T细胞，其功能则全取决于胸腺的支持，犹如战士需要后勤部门提供武器、弹药才能作战一样。胸腺在人胸骨后面，是一枚最大时大约只有栗子般大小的腺体，它分泌胸腺素支撑着T细胞的功能。胸腺在青春期后便开始逐步萎缩，到中年以后功能也就逐步下降。胸腺功能下降的结果是T细胞功能衰退，于是人体消除变异细胞的能力下降，变异细胞逃脱人体免疫功能的监管，乃得以向癌细胞发展，并在体内增殖，癌症逐步形成。

虽说癌症多见于中老年人，但不时也有个别年轻的、演艺明星之类的人物患了癌症，便会引起一些人觉得癌症

“年轻化”了。其实这个说法并不准确，事实上，由于生活条件的改善，比如营养状况的好转，人们的免疫能力提高。医疗技术的进步，也使得一些与癌症相关的疾病治疗的效果更好，所以与此相关的癌症发病是被推迟，而非提前。曾有报道：20 世纪 70 年代统计全国 3 000 例肝癌平均发病年龄为 43 岁，而 21 世纪初统计 3 000 例肝癌的发病年龄则为 49 岁，向后推迟了 6 年，肝癌如此，其他癌症也是如此。上海市疾病控制中心最近报告显示：上海市 10 年前全部癌症病人诊断时平均年龄为 64.17 岁，而 10 年后的 2014 年则已为 65.01 岁。

人口结构老龄化是癌症发病率增加的一个重要原因。但人口老龄化是不可抗拒的趋势，从某种意义上说，长寿也是社会进步、人类幸福的表现。在老龄化社会防控癌症就更需分外努力了。

18. 并非各种癌症都在增加

癌症发病率的增加除与人口的老龄化有关外，环境的污染、不良的生活行为也都是癌症发病率增加的原因。此外，医学诊断技术的进步也是重要原因之一，因为许多癌症因此而明确了诊断。

不过这里所说的“发病率增加”是指各种癌症的总体情

况而言。若是分别细看一下各种不同的癌症发病率增减的情况，便可发现：近年来我国的食管癌、胃癌、宫颈癌等癌症的发病率有所下降，生这些癌的人少了，因患这些癌而死亡的人当然也就少了，这实在是件大好事情。

肿瘤专家们认为食管癌与胃癌的减少与人们饮食中蛋白质含量增加、新鲜蔬菜摄入增加，而存在于腌制食品中的亚硝胺类致癌物质摄入减少有关。这一多一少，反映了人们生活条件的改善。而宫颈癌的减少则认为是与晚婚和节制生育有关，当然妇女保健工作的成效也是重要原因之一，慢性宫颈炎得到及时的治疗，发生癌变的机会就少了。

人们在为这些癌症的减少而庆幸的同时，还需注意我国的另一些癌症则在增加：肺癌、肝癌、结肠癌、乳腺癌、胰腺癌的发病率皆有上升，有的是明显上升。

食管癌、胃癌的减少，我们将它归功于生活条件的改善。那么肺癌、肝癌、结肠癌、乳腺癌、胰腺癌的增加，我们应该将它归罪于谁呢？癌症的发生有其内在的原因，但遗传因素是恒定不变的，它可以解释为什么某人容易生某癌，但不能解释这些癌症为什么会增加。癌的发生与外界的因素关切密切，肿瘤专家们指出：不良生活行为是这些肿瘤明显增加的罪魁祸首。肺癌的增加与吸烟有关，已是铁定的事实。在我国，由于孩子们普遍接种了乙肝疫苗，儿童期的肝癌已经减少，但成人的肝癌不见减少反而增加，应是与嗜酒有关。吸烟与嗜酒也是胰腺癌增多的原因。高脂肪饮食摄入过多、又缺少运动，则肯定是结肠癌的重要病因，也是乳腺癌重要的促发因素。吸烟、嗜酒、高脂饮食、缺少运动都是时下人们突出的不良生活行为，是这些不良生活行为增加了这些癌症的发病率。

癌症发病率的变化，确实证明了癌症的发生在很大程度上是与人们的生活行为相关的。

19. 癌症只是一片浮云？

随着经济的发展、科技的进步，人的寿命显著延长了。人类寿命延长的因素之一是许多传染病、感染性疾病被控制了、被治愈了。相形之下癌症的问题就显得突出了，人们将其与传染病、感染性疾病相比，癌症不但发病率高，而且治疗效果亦差，人们在庆幸一定程度上战胜了传染病、感染性疾病的同时，对癌症形成了恐惧心理，加以一些社会新闻、文艺作品的渲染，人们“谈癌色变”。

也许是对这一现象的逆反，有人认为：“人类应该反思：我们对癌症的认识是不是错了？”

更有人依据在非前列腺癌死亡的高龄老人尸体剖验中，常发现有些老人体内存在有未被诊断出，也不是致死原因的前列腺癌，便以为“癌症不是病”，只是“天上的浮云，飘来了又飘走了，”怕它做甚？甚至有人怀疑起医生治癌的目的来。

“癌症只是一片浮云”，这种说法的初衷也许是好的，告诉癌症病人不必过于紧张。但是并不能把前列腺癌的例子推而广之。前列腺癌中的一部分，尤其是在高龄老人中，发展异常缓慢，10 年、20 年，甚至更长的时间没有多大发展都有可能。由于高龄老人常患有其他疾病，确实常有前列腺癌尚未及发展，病人生命已经终结之事。所以对于高龄老人发现有前列腺癌的，肿瘤学界大多提倡“伺机治疗”，即在严密观察下的“不治疗”，但一旦证实这癌有发展，仍需给予适当的治疗，如内分泌治疗等，以减少癌症对病人生命的威胁。

癌症是一大类的疾病，像前列腺癌这样的例子，除少量甲状腺癌外，怕是再也举不出的了。更何况这例子所引用的资料来自“非前列腺癌死亡的高龄老人”，也就是说：前列腺癌也并非皆不会发展，只是“因前列腺癌死亡的老人”未被包括在其中罢了。说“癌症不是病，只是天上的浮云”，是不妥当的，至少是以偏概全了。

20. 癌症能否“自愈”？

癌症确实有“自愈”的，不过鲜如凤毛麟角。

互联网上曾盛传：有一英国老人被诊断为癌症，并宣告不治，医生坦言其生命只剩下最后的 3 个月。老人自思：既然还有 3 个月可活，不如用来周游世界，了却一生夙愿。于是打点行装，周游世界后回到家中，安排了后事，静待上帝召唤。熟料上帝把他忘了，3 个月过去了，却健康如常人，到医院一查，他的癌症竟消失得无影无踪了。在互联网上传播这故事的人，相信出发点是好的：告诉人们生了癌症只要心情好、就好。癌症病人心情好，有助于积极配合治疗，自然是好的，不过癌症因此而“自愈”了，恐不可能，这位老人看来是被误诊了。

医学文献中确也曾有过癌症自愈的报道。大多认为是因人体免疫功能在某个特定因素作用下重振了，而此人体内之癌细胞本也必定是势单力薄所致。

不过，这癌症既然发生，表示病人免疫功能已经极度衰弱，“重振”谈何容易？智慧如人，必定想到还应努力去削弱敌方，使癌细胞减少，则或免疫功能稍振，亦能有益克敌制胜。这也就是如今提倡癌症应综合治疗的理论基础。亦即如尚能手术的，应作手术切除，尚能放疗、化疗的应作放、化疗。待大量削弱癌症、改变“敌我比势”之后，再辅以增强病人免疫能力之法，或有价值。

如已不适手术、不耐放化疗而只取“增强免疫力”之法，必无效果，更不能指望任何“自愈”的奇迹降临。

21. 带瘤生存、与狼共舞

癌症既不能“自愈”，亦非“一片浮云”，来了就不走了。人们用手术、放化疗对付它，似乎也难彻底剿灭。而手术、放化疗却又在一定程度上伤了人类自己。于是有人想起咱们老祖宗对付匈奴的法子：“打不赢就和”，争取“带瘤生存”。

带瘤生存的说法，对于中晚期的肿瘤病人来说有一定的意义。至少有一种心理安抚的作用，让他们不至绝望，情绪好些、精神好些，饮食情况也好了一些，也许还真能带着瘤多生存一些时日。

不过“树欲静而风不止”，除少数如前列腺癌等外，癌症的本质是一种恶性疾病，它终究是会伤人甚至致死的。即使如前列腺癌也并非皆是那么温良恭谦的，人们举“许多老人因其他疾病死亡，作尸体剖验时会发现许多人事实上存在着前列腺癌”为例时常有意无意地回避了这一事实：这些老人是“因其他疾病死亡”的，即未包括“因患前列腺癌而死亡”的病例，而非患了前列腺癌皆能那么逍遥自在。

所以，需要正确认识癌症的本质，犹如面对凶恶之敌，当尚能力克之时，绝不能轻易言和。

22. 正确认识癌症是“慢性病”

晚近有提出癌症是一种“慢性病”的说法。据说源于世界卫生组织，我国卫生行政部门发布的《慢性病防控三年规划 2012 ~ 2015》中确实也是将癌症列于其中的。按目前的医疗水平，许多癌症病人经积极治愈后多能长期存活，甚至治愈，癌症确乎也可以认为是一种慢性病。宣传癌症是一种慢性病，对于“谈癌色变”的民众心态而言，自然是有积极意义的。

不过，战略上藐视可以，在战术上却是应该重视的。癌症里面的确是有慢性的，甚至连名称上都标着了：慢性白血病。慢性白血病可以十来年没有变化。宫颈癌从最初的癌变发展为浸润癌，也可能需要十来年的时光。一些在老人体内潜在的甲状腺癌、前列腺癌等，也确实可能终身不发作，或是进展极为缓慢，未及发作，病人已经因为其他疾病作古了。但是“急性白血病”可就不慢了，许多常见癌症，如肺癌、肝癌、肠癌之类，一旦发病，如无有效治疗，往往发展很快。对于大多数的癌症，尚不能以“只是一种慢性病”，而掉以轻心。

对“癌症是慢性病”之说，需有个正确的理解。多数癌症在临床发作之前，的确有个发生、发展的过程，应该强调的是早期发现、积极治疗，争取治愈或争取最佳疗效。而癌症的治疗也不同于阑尾炎，可以一“切”了事，而是需要一个相对长期的康复医疗过程，以巩固疗效、预防复发。

癌症的手术、化疗、放疗都有严格的适应症，即对适用的病例有严格的要求，并非癌症病例人人适用。不适当地使用有害无益。但对适用者当不迟疑，因为生命无价。事实证明，及时、适合的手术、化疗、放疗乃是挽救病人生命的关键。时下常有些人过度夸大这些治疗的副作用，甚至说癌症病人都是被这些治疗“治死的”。他们利用“癌症只是慢性病”的说法，强调“无毒性”而将病人导入服用某些保健品“治疗”的陷阱，那就很有些可恶了。

癌症的诊断与治疗

——你必须要有的科学常识

当然，事情并非像奥巴马说得那样的轻松，因为迄今已经获得的能用来指导肿瘤预防、诊断、治疗的基因组结果还很有限，但随着“精准医学”研究的深入，人们必定会越来越接近肿瘤的本质，最终实施“精准医疗”，而取得良好的疗效，甚至达到治愈肿瘤的目标。

23. 定性诊断和定位诊断

一个疾病的诊断当然要靠它的症状、体征。症状是促使病人就医的问题，咳嗽、咯痰的，医生会想到呼吸道的疾病；恶心、呕吐的，问题可能出在消化道；尿频、尿急，也许是尿道的毛病……体征是病人自己发现的或者是被医生检查发现的异常情况，如黄疸、腹块、淋巴结肿大等等。但是肺癌可以咳嗽、咯痰，肺炎也可以咳嗽、咯痰；胃癌可以引起恶心、呕吐，胃炎也可以恶心、呕吐；肝癌可以有黄疸，肝炎也可以有黄疸……这就要求医生做出仔细的鉴别，即是诊断的过程。

癌症是一种严重的疾病，当然需要准确无误的诊断，来不得半点马虎。

难就难在癌症早期没有典型的症状和体征，甚至没有症状，更无体征。而癌症必须早期诊断出来及时治疗方能有较好的疗效，故诊断癌症除症状、体征外还需要一些客观的检查作为辅证，才能明确癌症的诊断，尤其是早期诊断。

关于癌症的诊断还有一个要求，即应明确癌症的分期，以便选择治疗方案与估计预后，即预计其后果。虽然一些癌症精确的分期尚需待手术后的病理检查，但对于一个拟作手术或放射治疗的病人而言，确定其病变涉及的范围，有无其他器官的转移则无论如何是必要的，这也癌症治疗前必须作一些辅助检查作为佐证的道理。

诊断的目的是为了治疗，而癌症的治疗，在实体瘤中以手术为首选，要做手术还得明确癌长在这器官的什么部位，才能有的放矢。除手术外，放射治疗以及其他的局部治疗也都要明确癌的位置方能处置。即癌症的诊断需要定性诊断与定位诊断两个方面。前者说明“是不是癌”的问题，后者说明“癌长在这器官的何处”的问题。当然，定位诊断往往还能同时阐明癌结节的数量、大小及与周围组织结构的关系。

早年人们发现一些有关肿瘤的指标阳性，比如甲胎蛋白（AFP）阳性，便以为可以确诊肝癌无疑。曾有病人因查到甲胎蛋白阳性，被诊断为肝癌，其时尚无 CT、B 超等定位诊断方法，做了一种名“同位素扫描”的检查，虽未发现“占位性病变”，但病人对诊断为肝癌十分不安，坚决要求作剖腹探索手术，但剖腹手术却未能发现肝癌，外科医生无功而返。“未能发现肝癌”可能是确无肝癌（甲胎蛋白假阳性），也可能是肝癌过小，不足以在手术中被外科医生发现。无论是前者或后者，这种单纯的定性诊断，对实体瘤来说，都不能算是一个理想的诊断。

当然，单纯的定位诊断，有时也会出问题。有一位病人肝区疼痛、食欲下降、形体消瘦，做“同位素扫描”的检查，查到肝右叶有巨大的“占位性病变”，因此被诊断为右肝叶巨大肝癌，险些被视为不治。但后来在剧痛之后，发现右侧胸腔积液，并在胸腔中抽出脓液，证明病人所患实为肝脓肿，并非肝癌，后经抗感染药物治愈。故癌症的诊断需要有“定性”与“定位”两方面的诊断证据。

不过近年来影像医学不断发展，尽管影像医学本身为“定位”的诊断方法，但已在相当程度上有了“定性”的价值。如在 CT 检查中见肺部病灶呈分叶状、有毛刺的，几乎便可确定为肺癌；在增张强 CT 检查中见病灶动脉显像期造影剂快速充盈，静脉显像期造影剂迟迟退出者，即所谓“快进缓退”者，基本即可确定为肝癌等等。

24. 肿瘤标志物

在肿瘤诊断的过程中，常需作些血液常规化验、肝肾功能检查等，但这些只是为了了解病人的身体情况，并非为检查有无或是否为肿瘤。但有一类被称为“肿瘤标志物”的检查则是针对肿瘤的检查。

所谓“肿瘤标志物”多为肿瘤组织分泌的糖蛋白一类的

物质，理论上它们为某些肿瘤所特有。因此，如果在某人血液中查到一定量的此类物质，则可推断此人患了某种肿瘤。此物质既为某种肿瘤所特有，故称此类物质为某肿瘤的“标志物”。

肿瘤标志物检查，最典型也是最成功的例子是甲胎蛋白（AFP），这是一种胚胎蛋白，几乎所有的哺乳动物在胚胎时期它们的肝脏都能产生这种胚胎蛋白，出生以后便不再产生。但是如果这肝细胞变成了癌细胞，即肝癌的细胞，居然又恢复了产生这种蛋白的功能。所以如果在血液中查到一定量的 AFP，若非孕妇，便应怀疑是患肝癌了。AFP 甚至可以在肝癌的早期便被查到，因此可以用于肝癌的早期发现。手术若能切除肝癌，术后 AFP 便会下降，若能降至正常，自然表示手术彻底。如若不能降至正常，则预示着必将复发。所以 AFP 还可作为考核手术是否彻底的指标和预示肝癌是否会复发的指标。在肝癌中约 60% ~ 70% 的病例 AFP 阳性，即查到一定量的甲胎蛋白。对此人来说，犹如给他贴了一个肝癌的标签，自然应该考虑此人是患上肝癌了。可惜有 30% ~ 40% 的肝癌病例 AFP 阴性，即未查到一定量的甲胎蛋白，那么他的诊断只能依靠其他的辅助诊断方法了。

其他临床诊断中常用到的肿瘤标志物还有：癌胚抗原（CEA）可用于胃肠道癌、肺腺癌的辅助诊断；CA199 可以用于胰腺癌、胆道胆囊癌的辅助诊断；CA125 可用于妇科肿瘤的辅助诊断；前列腺特异抗原（PSA）可用于辅助诊断前列腺癌等等。

肿瘤标志物的检查奠定了验血便可查癌的基础，但对其在肿瘤诊断中的价值需有正确的认识：

首先，并非所有的肿瘤皆能产生此种可以用于诊断的标志物，因此不可能指望通过验血发现所有的肿瘤；即使能产生标志物的肿瘤亦非每个病例皆能产生该肿瘤的标志物；即使产生标志物的病例，亦不一定在肿瘤早期即能产生出足够的量，使检测得出阳性的结果。故肿瘤标志物检查结果阴性，并不能否定肿瘤的存在。

其次，肿瘤标志物阳性，有时并不能肯定是患了某种肿瘤，某些炎症、溃疡等亦可造成“假阳性”的情况。也就是说“阳性”也不等于肯定是患了癌。

这“阳性不等于有肿瘤，阴性不等无肿瘤”的情况使肿瘤标志物在肿瘤诊断中的作用打了一个很大的折扣。更何况肿瘤标志物诊断肿瘤还只是肿瘤的“定性诊断”，还不是一个完整的肿瘤诊断。

但是，一些肿瘤标志物的检查可以作为某些肿瘤如肝癌、前列腺癌等“筛查”（即在一般人群中以检出某种肿瘤为目的的检查）的初步检查方法，对检出阳性者，再作进一步的检查以求确诊。而对肿瘤标志物阳性的病人来说，肿瘤标志物的检查作为评价手术切除效果、监测复发，则是一项极好的指标。

25. 内镜，直接看到体内的肿瘤

生在身体表面的肿瘤，病人看得见，医生也看得见。生在身体内部的肿瘤可以“拍片子”，看到它的影子，但它的“庐山真面目”还是看不见。随着科学技术的进步，发明了“内镜”，使得人体内部的许多肿瘤不但医生能看得见，放映在屏幕上或是拍出照片来，甚至病人自己也能看得见了。

内镜，以往曾称为“内窥镜”。从嘴巴里插进一根头上带有光源的铁管子，便可以直接看到胃里有没有癌。自从发明纤维光导内镜，即可弯曲的软管内镜以后，内镜在临床诊断中得到了广泛的应用。但仍只能由检查医师一人“窥视”。然而随着电子内镜的应用，内镜下的图像可以同时在电视屏幕上显示，医生甚至病人皆可看到，对较小的病变还可以放大，使看得更清楚，无须“窥”了。所以便将这个“窥”字去掉，称之为内镜了。

内镜是放到人体内去的，凡是中空的器官甚至只要有个腔隙的都可以用内镜检查。内镜检查可以直接看到病变，并可以通过内镜放入活检钳，夹取病变部位的组织作病理切片检查，使诊断确定，所以近年应用甚为普遍。如在检查时施以麻醉，更使检查过程中病人毫无痛苦。目前除了胃镜、肠镜外，常用的还有直接喉镜、胸腔镜、支气管镜、腹腔镜、膀胱镜、阴道镜、宫腔镜、关节镜等，甚至还有乳管镜、胆道镜、血管镜等等，已经成为诊断许多癌症的主要手段。

当然，内镜只能观察到这些管腔的内面，即黏膜面，而癌是上皮组织的恶性肿瘤，这些肿瘤皆是生长在内镜可以看到的黏膜面上的，所以内镜检查不难发现。若是长在黏膜下的或肌肉层的“肉瘤”，亦可通过内镜放入特制的超声设备进行检查，当然就比较间接些，不过有时也是很需要的。

内镜其实不仅可以用于诊断，还可以用于治疗，局限于黏膜层的“原位癌”甚至可经内镜放入手术器械将其切除。对于发生了梗阻的通道亦可经内镜放入支架使之通畅，或经内镜插入导管引流聚集的体液以缓解病人的症状等等。

26. 诊察肿瘤的影子部队

伦琴发现了 X 射线，人类从此能够观察到身体内部的许多变化，使疾病的诊断大大地向前推进了一步。在此基础上逐步形成了如今的医学影像学，使人类对于疾病的诊断日臻完善。

X 线检查适用于检查那些很容易透过 X 线的如肺，或不透过 X 线的如骨骼等的疾病、包括这些部位的肿瘤。胃肠透过 X 线的能力与周围的组织差不多，但可以口服或从肛门灌入一种不透X线的钡剂来观察胃肠的轮廓，比如胃里的钡剂缺了一块，则表示胃壁有一块凸出的东西，反之，钡剂凸出一块则表示胃壁上有一处凹陷。用于诊断胃肠道的肿瘤亦很有效。脑、肝、胰、肾就麻烦了，这些是实质性的器官，它们若是生了肿瘤透过X线的程度与周围组织相似，又无法把钡剂弄进去，一般X线检查无济于事，而偏偏这些器官的癌症发病率颇高。大约40多年前一位英国工程师把电子计算机的技术和X线技术结合起来，发明了CT，这一来，这些器官里本来无法区别的、X线透过的些微差别也能清楚地显露出来了，甚至很小的癌块只要它的密度与周围正常组织稍有差异，便能被清晰地显示出来。后来又发明了“增强扫描”的技术，即经静脉注入某种不透X线的造影剂，造影剂进入血管后能显示疾病部位的血液供应情况，使疾病部位显示更加清晰。CT检查对许多肿瘤都有重要的诊断价值，目前在我国已经普遍使用。

后来又有了核磁共振技术，利用组织内氢、氧等离子在磁场条件下不同的振动，经计算机处理转化成图像，亦可准确显示肿瘤的部位，核磁共振检查无射线作用于人体，较CT检查更易被病人所接受。

超声波的本质是声波，就像红外线、紫外线是我们肉眼看不见的光线一样，超声波是我们人耳所听不到的声音。但是它与其他声音一样，遇到较为疏松的组织它可以透过去，遇到密实的组织则被反射回来。利用这个原理，便可以发现各种组织中密度异常之处。肿瘤一般较为密实，所以也可以用超声波检查来发现它。超声检查方便、价廉，可以反复应用，是如今应用最广的影像诊断方法。不过，含气体多的器官，如肺及胃肠等一般不适于超声波检查。

放射性核素旧称同位素，能放出射线，如将其与某些“亲肿瘤”的物质结合，注射到人体中，这种亲肿瘤物质便将放射性核素带入肿瘤之中，放射性核素放出射线来，在身体表面用仪器便能测到，测到了射线的部位，便提示这个部位长了肿瘤。这种检查方法称为放射性核素扫描。目前主要用于对甲状腺、骨骼肿瘤等的检查。

近年有一种名为派特 CT（PET–CT）的检查方法，是用放射性核素与细胞代谢必需的某些物质结合后注入人体静脉，常用的是放射性氟标记的脱氧葡萄糖（FDG），再用 CT 作全身扫描之法，肿瘤为细胞代谢旺盛之组织，则必能聚集此物，在专用的 CT 扫描机上可显示放射性浓集之处，则提示为肿瘤所在之部位。此种检查主要用于搜索所在部位不明的肿瘤病灶，但有炎症等情况时亦可对结果的判定造成干扰。

X 线、CT、磁共振、超声波、放射性核素检查合称为影像学检查，影像学检查虽说是肿瘤的“定位诊断”方法，用以确定肿瘤所在的部位，但如今的影像诊断技术能显示肿瘤的许多特征：如外形、结构、血液供应情况，甚至能显示肿瘤组织的代谢情况，常常亦可用以确定是否为肿瘤的问题了，所以影像诊断如今已经成了肿瘤诊断的主要方法，应用极为普遍。

27. 肿瘤诊断的“金标准”

依靠病人的症状与体征，诊断感冒，基本上没有问题。但一般肿瘤病人的症状、病体征大多都不明显，即使有些症状、体征，也较难证实必定是肿瘤引起的。所以诊断肿瘤一般都需要做些辅助的检查。各种辅助检查都有很好的辅助诊断价值，一般依据病人的症状、体征，结合一些辅助检查，肿瘤的诊断大多可以确立。不过，百密一疏，有时仍有可能出现一些误差。但是“差之毫厘，失之千里”。肿瘤若不能准确诊断，则治疗必定全盘皆错，后果将极为严重。

曾有一女性病人主诉常常便血，医师将手指探入其直肠，摸到疙疙瘩瘩的肿块，取了活体组织做病理检查，告诉病人家属可能为直肠癌，病人家属恐癌至极，迫不及待地催促医生尽快手术，医生为之裹胁，切除了有“肠癌”的一段直肠，幸而为之保留了肛门。但术后病理报告乃是“直肠子宫内膜异位症”，此症本不一定需作手术切除。病人被做了不必要的手术，源于家属过于焦急，无话可说。医生作了不应该做的手术，源于未能坚持“应先获得病理组织学检查的证据，才能对肿瘤作针对性治疗”的原则，受到了处分。

肿瘤学界的名言：病理检查是诊断肿瘤的“金标准”。

获得病理检查材料的途径有：

(1) 脱落细胞检查：癌细胞与癌细胞之间的结合并不十分紧密，这有利于它脱落下来播散到别的部位去，所以痰里可能有肺癌的细胞，尿里可能有膀胱癌的细胞，腹水里有癌细胞则提示为腹膜癌或是卵巢癌等等。除了它自己脱落的外，医生还可以把肿瘤表面的细胞刮下来检查，如宫颈刮片检查便是诊断宫颈癌的重要方法。当然，查不到癌细胞不能表明不是癌症，就像一网下去没打到鱼，并不能说这池塘里没鱼一样，办法是多下几网，打到鱼的机会就多了。脱落细胞检查十分方便，可以反复进行。但脱落下来较久的细胞，形状上常常有些变化，有时“面目全非”，变得不容易辨认，诊断也就难以定论了。虽然，脱落细胞的检查也属于病理学检查的范畴，但这种检查有“只见树木不见森林”之憾，因为看不到肿瘤的组织结构，以致有时判断仍有困难。

(2) 穿刺或截取活体组织检查：在身体表面能摸到的肿块或淋巴结，或在体内估计在超声波或 CT 检查的指引下能用穿刺针取得少量活体组织者，可用穿刺法取得活体组织做病理检查。在内镜检查时如发现可疑组织，可通过内镜放入活检钳，截取部分可疑组织作病理切片检查。由于穿刺或截取之物来自活体的人，故此类检查称为活体组织检查，简称为

“活检”。此类病理检查可以看到部分组织结构，结合对细胞形态的观察，能更准确地确立癌症的诊断。当然穿刺或截取的组织过少，有时也难以做出准确的诊断，或穿刺部位不准确或截取的组织并非真正的病变组织，也可能不能准确诊断。此外，穿刺偶可引起出血，或可有肿瘤细胞循着针道播散的可能。不过此种可能性极小，对比于确立诊断的重要性来说，并不必过多顾虑。当然，穿刺或截取活组织后应仔细观察有无出血，必要时应予止血处理。

(3) 切除“活检”：是指将整个肿块切下来送做病理检查，或为治疗目的将肿瘤与荷瘤的部分器官及相关淋巴结完整地切下作病理组织检查。此种检查获取的组织较多，诊断的准确率极高。后者还可以检查手术切缘上有无肿瘤、引流的淋巴结有无肿瘤转移，对估计预后及确立后续治疗方案至关重要。此种检查在乳腺肿块或怀疑为黑色素瘤的病例，还有作“冰冻切片”的做法。其法为将送验之组织快速冻结，使之坚硬，制作切片，能在 20 分钟左右做出初步报告。若为恶性病变可随即作根治性切除术。以减少因局部切除肿物、而可能导致扩散的机会。

病理诊断是诊断肿瘤的金标准。理论上，每例肿瘤病人皆应有病理诊断为依据。但考虑到取得病理组织的办法或穿刺或切除皆为侵入性检查，多少有一定的如出血或播散的风险，而现代肿瘤标志物检查、特别是影像诊断已经能十分准确地诊断肿瘤，故病理诊断已不再是诊断肿瘤的必备条件。不过在诊断不甚明确的病人，通过病理检查以获确诊，仍是利大于弊之举。

28. 随访，静观其变

肿瘤的诊断有两大要求：一是准确，二是尽量早期。两者相比，准确当然更是重要。要做到不枉、不纵，就需要医师认真听取病人的叙述，仔细分析各项检查的结果，做出准确的判断。对一时不能明确的，则必须定期复查，直至确立诊断或完全排除肿瘤的诊断为止。

所谓“随访”，是指病人或医师就某个尚未能确定的诊断或尚未能判定的疗效保持的接触。除在家庭医师工作中可由家庭医师主动随访病人外，病人皆应主动定期就医检查、即随访。

肿瘤的诊断技术如今日新月异，新技术层出不穷，使得肿瘤的诊断有可能不断提前。肿瘤筛查与体格检查的推行又使得在正常人中、尚无任何症状与体征表现出来的“亚临床”期的肿瘤有被发现的可能。早期发现、及时诊断治疗，便有可能使病人获得良好的疗效，甚至治愈，自然是人们所企盼的。但是也有些诊断方法可能“过于敏锐”，出现既不能肯定又不能轻易否定的结果，这就需要“随访”了。对于这种情况医师应充分重视，而受检者应充分理解，并按医嘱定期随访复查。

此种“随访”的意义可以用得上一句成语来理解：静观其变。由于此类情况多见于肿瘤筛查、体格检查的过程中，退一步说，即使为肿瘤也必定尚在萌芽时期，因此允许有一段时间进行观察。在这段时间里一是要“静”，不必以为大难临头，须知此时诊断并未确定，不必杞人忧天，到处求医问药，因此时诊断既未确定，则并无针对治疗之法。二是要“观”，这里主要是指对出现可疑之点的复查，万不能以为“查了亦不能确定”而不查。

肿瘤治疗后还应防止复发，也应定期随访，做相应的检测。

29. 癌症并非不治之症

诊断的目的是为了治疗。但说起癌症的治疗，则常令人失望。在很长的一段时间里，癌症被人们视为“不治之症”。不过，随着科学技术的进步，癌症的治疗方法日益增多，治疗的效果也不断改善。特别由于诊断技术的进步，越来越多的病例被早期发现，治疗的效果更是明显提高。癌症可以治疗的概念也逐步为人民大众所接受。

癌症治疗的进步，不仅在于治疗方法的进步，还在于治疗理念的进步。比如：

(1) 提倡综合治疗，将各种治疗方法参照病人的病期、病情加以取舍；将各种适用的治疗方法孰先孰后仔细安排，多种方法的有机结合，可望取得最佳的疗效。

(2) 在保证疗效的前提下，努力减少因治疗而给病人带来的伤害，尽量保存病人机体结构与功能的完整性，以保障病人较好的生存状态。

(3) 关注心理治疗、营养支持以及调动病人的家属及社会的资源支持病人的治疗。

(4) 关注治疗后的康复：包括防止癌症复发、恢复病人的心理、生理功能，让其重返社会生活。

(5) 即使治疗无望，也应追求安详的终结。等等。

30. 手术切除，给病人带来根治的希望

除了白血病、淋巴瘤等血液系统的恶性肿瘤外，其余各种恶性肿瘤，包括癌与肉瘤等皆是存在一个或多个实体的肿瘤，即“实体瘤”。既然存在着实体，那么便有可能通过外科手术将其切除。手术切除虽不能保证根除，但确也有可能给病人带来根治的希望。由于目前其他各种治疗方法尚难望根治的效果，故手术切除在一般情况下仍应为实体瘤首选的治疗方案。

由于癌组织有向周围侵犯和癌细胞有沿淋巴管或血管向

外扩散、转移的可能，所以恶性肿瘤手术切除的原则是：将肿瘤与荷瘤器官以及引流区域的淋巴结整块切除。当然，肾脏可以完整地切除一个、一侧乳房可以完全切除。但对大多数器官而言，只能切除一部分。这个“部分”是多少呢？以往主张尽可能多地切除，以求除恶务尽，但近年从病人术后的生活质量考虑，认为也应多保留些器官，以保障其应有的功能，作适量的切除即可。

以乳腺癌为例，以往的乳癌根治术切除范围除整个乳房外还包括同侧的腋下淋巴结及乳房下的胸大肌。为了追求根治的效果，还有一种“超根治术”甚至还包括切除胸廓内的乳房内动脉淋巴结。手术创伤自然较大。而如今对引流区域的淋巴结，尚有先对通常乳癌转移的第一个淋巴结，即所谓“前哨淋巴结”，经过病理切片检查后，若尚未有癌转移，便可推断其后的淋巴结亦皆未有转移。那么便可避免对腋下淋巴结的大块切除，这对保持手臂的活动功能大有裨益。对于早期发现的乳腺癌，如今甚至提倡只切除肿瘤而保留乳房的“保乳手术”，当然为保证治疗的效果，术后应作一定的放射治疗、化学治疗。从把手术做得大、到把手术做小，以保障病人术后的器官功能和提高生活质量，是科学人文精神的进步。当然这也是诊断技术的进步，使许多病人获得了早期诊断方才有此可能，当然也是综合治疗手段进步的结果。

近年来“微创外科”技术日渐普及，在腹腔镜、胸腔镜下切除肿瘤，可使病人免受剖腹、开胸之苦，自然亦是癌症病人之福音。

有时肿瘤已不能完全切除，但癌组织的阻塞或压迫造成胃肠道、胆道等部位梗阻的，亦可绕过癌组织将胃肠或胆道与肠道重新沟通，以使病人能够进食，或使黄疸得以消退的治疗，称为姑息性手术，对解除症状、延长病人生命亦甚可取。

当然，手术总会有一定的风险，癌症手术一般较大，而且患者大多为中老年人，又常有其他合并症或潜在的器官功能障碍，故手术的风险自然更大些。但手术切除有可能给病人带来根治的希望，若无明确的“反指征”（即不能手术的理由），仍宜积极争取。当然若病期过晚、病人情况过差，估计手术获益不多、而风险过大者又当别论。

手术有可能给病人带来根治的希望，但手术并不能保证根治癌症，所以手术之后仍需酌情给予其他治疗，以伸延手术的疗效。

31. 放射治疗日益进步

自居里夫人发现放射性镭以后，放射线很快便被用于肿瘤的治疗，并逐步发展、日臻完善，如今放射治疗已经成了肿瘤治疗中的一项重要手段。

放射治疗是利用射线杀灭癌细胞的方法。射线的能量进入肿瘤细胞后能将细胞核内主导细胞分裂增殖、并维持其恶性行为的遗传物质，即脱氧核糖核酸（DNA）的长链打成碎片，使其丧失分裂增殖的能力并逐步凋亡。鼻咽癌、宫颈癌、淋巴瘤等恶性肿瘤对放射线的作用颇为敏感，疗效甚佳。

近年由于医学影像技术的进步，使肿瘤在人体内的定位更加准确，不但放射治疗更能有的放矢，也为保护正常组织免受损伤创造了条件。新品种射线如电子束、光子、质子、重离子等的不断开发应用，使对体内深部肿瘤的疗效大为提高。我国最新应用于临床的重离子放射治疗，其碳离子射线发射的高峰名“布拉格峰”，在肿瘤组织内形成，疗效自然更高；由于放射治疗设备的改进，如适形放疗等，使射线更能准确地集中于肿瘤组织，减少了对周围组织的损伤，从而也就可以显著地提高放射线的剂量，而大幅度地提高疗效。有些放射治疗的疗效，甚至可比拟为手术刀对肿瘤的切除，故有俗称“X 刀”、“咖玛刀”的说法。

放射治疗除了可以在体外对肿瘤进行“外照射”外，也可以将产生放射线的物质置入管状、针状物中，再将此物置于人体的某些腔隙中，或直接插入某些患肿瘤组织中，使其放出之射线就近杀伤肿瘤细胞。甲状腺有强烈的吸碘功能，便可利用放射性碘注入静脉，吸入甲状腺，治疗甲状腺肿瘤。此类使放射性物质进入人体的治疗方法称为“内放射”治疗，亦是近年发展很快的放射线疗法。

放射治疗除对肿瘤的原发病灶进行治疗外，亦常下用于对转移灶如淋巴结、骨及脑部转移的局部治疗，常有较好的缓解症状、延长生命等姑息治疗作用。

放射治疗达到一定的剂量时亦可产生恶心、呕吐、白细胞减少等毒副作用，但多不严重，酌情给予相应的处理即可缓解。

32. 肿瘤化疗今非昔比

化学抗癌药物治疗，简称为化疗。化疗起源于20世纪40年代初，其时人们发现在一战中死于芥子气（硫芥）的人淋巴细胞减少、淋巴系统萎缩，因此想到或许可以用以治疗淋巴系统增生的病症，于是合成了氮芥，用以治疗淋巴瘤，果然有效，从此拉开了肿瘤化疗的序幕。肿瘤化疗经过数十年的发展，如今已经成为抗肿瘤治疗的一项重要手段。一些肿瘤经化疗后会有不同程度的缓解，病人的生命得以延长。某些类型的急性白血病、霍奇金淋巴瘤、伯基特淋巴瘤、绒毛膜上皮癌等几种恶性肿瘤甚至可经化疗治愈。

肿瘤化疗近年来有很大的进展，表现在：

新的化疗药不断问世，数药联合应用的方案不断推出，对各种实体瘤的疗效也在不断提高。

改进给药方法，如经动脉导管灌注的局部化疗，由于肿瘤局部药物浓度明显提高，疗效亦因之提高而毒副作用亦减少了许多。

利用纳米技术改进药物剂型，或以某些脂类物质包裹药物制成“脂质体”的剂型，使药物更容易进入肿瘤细胞，提高了疗效。将“亲肿瘤”物质与化疗药物相结合，将化疗药物携入肿瘤的“导向化疗”近年亦多研究。

抗肿瘤转移药、促成肿瘤细胞向良性细胞分化的药物研究亦多，并在某些类型的白血病、如急性早幼粒细胞性白血病的治疗中取得令人鼓舞的疗效。

内分泌治疗适用于“激素依赖性肿瘤”，如乳腺癌、前列腺癌等。因多用化学性药物，传统上亦属化疗一类，近年由于分子生物学研究的进展，发现了许多激素的“受体”，使得此类治疗更能有的放矢，因而大幅度地提高了疗效。

骨髓干细胞移植作为抗肿瘤化疗的重要支持措施，已逐步成熟。必将在肿瘤化疗中发挥越来越大的作用。

化疗有一定的毒副作用，常见的有消化道反应包括：恶心、呕吐、食欲不振等；造血功能抑制以致白细胞下降、血小板减少乃至骨髓功能衰竭等；脱发、静脉炎等亦是常见的毒副作用。有些化疗药物还对心、肺、肝、肾等造成一定的损害。这也是让病人视化疗为畏途、各界人士对肿瘤化疗诟病甚多的原因。

其实，肿瘤化疗一如其他各种药物治疗，有利亦必有弊，关键在于严格掌握使用的适应征（即必须使用的理由），不滥用。应用化疗之先多斟酌，权衡利害得失，化疗期间更应仔细观察、密切随访检查，及时调整剂量、给予支持治疗乃至及时停药等至关重要。

肿瘤化疗历经了数十年的发展，已经今非昔比。分子靶向药物的应用更揭示了肿瘤化疗的光明前景，无论如何，能用药物治愈肿瘤，总是人们乐于见到的事。

33. 肿瘤的靶向治疗

传统的抗肿瘤化学药物治疗、即“化疗”，药物杀伤肿瘤细胞的机理是：损伤其DNA（脱氧核糖核酸），使其伤失分裂增殖的能力，或干扰肿瘤细胞的核酸代谢，影响其分裂增殖。但这些药物对人体内正常细胞的分裂增殖，同样也有损伤、干扰的作用。只不过因为肿瘤细胞分裂增殖快而数量多，故受到的打击更明显些罢了。其实人体内增殖速度较快的细胞亦皆受到不同程度的损伤，如白细胞计数下降、造血功能抑制、脱发等等。因此，化疗药物所用剂量不能过大，剂量过大病人无法耐受，而剂量不足又不足以杀伤肿瘤细胞，这事一直让人十分纠结。

问题的关键在于这些药物的作用并非是专一针对肿瘤细胞的，而之所以不能专一针对肿瘤细胞，乃是因为以往人们并不掌握肿瘤细胞的增殖、代谢与正常细胞增殖、代谢之间的根本差别。

近年随着人类基因组学研究的开展，生物学研究已从细胞水平进入到分子水平。分子生物学的研究注意到肿瘤细胞与正常细胞在分子水平上有许多不同，并据以开发了若干“分子靶向药物”。所谓“靶向”是指以肿瘤细胞中某些过度活跃的关键性分子、或这些分子参与代谢的环节，为阻断（打击）的目标，而不涉及其余，因此提高了抗肿瘤的疗效和减轻了毒副作用。目前已进入临床应用的靶向药物，大多着眼于抑制肿瘤蛋白合成中的酪氨酸激酶、抑制促成肿瘤新生血管的血管生成因子等以抑制肿瘤的生长、促成肿瘤细胞凋亡。

由于此类药物的临床应用尚少经验，故目前暂用于已不适合手术或术后复发的晚期病例。 从临床应用的结果来看，延长病人生存期的效果是肯定的。近来已经有了一些使用“分子靶向药物”与手术、介入治疗与传统化疗联合应用于早、中期病人的尝试，相信是有意义的。

从对慢性粒细胞性白血病、胃肠道间质瘤、某些类型的肺癌等的疗效来看，“靶向治疗”的前景是十分乐观的。

34. 生物治疗：理论与实践

生物治疗旧称免疫治疗，是利用具有抗癌活性的细胞或细胞所产生的抗癌因子，以及具有提高病人抗癌免疫力的疫苗等治疗的总称。此类治疗与放疗、化疗不同，立足于提高病人的抗癌免疫力而达抗癌治疗之目的，一般毒副反应较小，故常用于手术治疗、放化疗之后，用以恢复和提高病人的免疫功能而巩固疗效，或作为癌症综合治疗的一部分而发挥其作用。从其作用的原理上说，癌症之形成是因病人免疫功能低下所致，若能完全恢复病人之免疫功能，配合其他治疗应能有望根除癌症。

常用于治疗肿瘤的细胞因子有干扰素、白介素、胸腺肽、肿瘤坏死因子等，常用的免疫细胞有纳克细胞、替尔细胞等。前者是分离出病人体内的部分淋巴细胞在体外与白介素等共同孵育，提高其抗癌能力，再回输病人体内的治疗方法。后者则是将浸润于病人被切除的肿瘤组织中的淋巴细胞分离出来，在体外孵育后再回输给病人的治疗方法。这些方法皆已在临床应用，并有一定的疗效。

抗肿瘤的瘤苗则是希望将病人切下之肿瘤组织、经灭活处理后仍保留其抗原性，将其注入人体以激起病人抗肿瘤的免疫力的方法。许多年来研究不断，但目前仍未能有肯定的结果，有人指出：疫苗用于肿瘤的预防或有前景，用于治疗，尤其单独用于肿瘤病人的治疗，恐怕前景有限，因为据认为即使将人体的免疫细胞悉数动员，也至多能消除 10 的 13 次方的瘤细胞，而 1 立方厘米大小的肿瘤，所含瘤细胞数即可达 10 的 14 次方。当然，将其组合于综合治疗之中，应该是有意义的。

肿瘤的生物治疗目前尚难望单一应用而有惊人的疗效，一般用于手术或放化疗之后，目的在于希望能起减少复发的作用。

35. 各种抗癌疗法不断推陈出新

陈了传统的手术治疗、放疗、化疗、生物治疗外，近年亦发展了许多新的抗癌疗法，其中疗效确实的有两大类：

物理治疗：随着医学影像学的发展，人体内的肿瘤大多能被准确定位。几个病灶、多少大小、深浅如何、附近有无重要血管神经都可了如指掌。所以近年针对癌结节局部的物理治疗，如冷冻治疗、热疗、微波治疗、激光治疗、射频治疗、超声聚焦治疗等纷纷推出，对于摧毁体积不为过大的肿瘤疗效确切。事实上要杀灭一些肿瘤细胞并不难，甚至曾有人报道：将正在沸腾的开水注入肝癌结节中，亦能杀灭一些肝癌细胞。当然，癌症是全身性疾病，这些治疗难以彻底根治肿瘤。但也不排除某些体积较小、并未扩散的早期肿瘤经此类治疗后竟获治愈的可能性。如对直径小于2厘米的孤立的肝癌结节，采用射频治疗，已认为其效果、包括远期的疗效不亚于手术切除，部分病人亦可能因而获得根治。局部治疗至少有尽可能地消灭肿瘤，减轻症状、改变机体与肿瘤的比势，或有可能帮助恢复和提高机体抗癌能力。如能将这些方法组合在对癌症的综合治疗之中应是很有价值的。

栓塞治疗：肿瘤细胞的生长、增殖亦全赖人体的血液提供营养物质，而且由于肿瘤组织增长迅速，对血液供应的需求更高于一般组织，故阻塞其供血之血管，犹如在战争中切断敌方之粮草即能制胜一样，亦能抑制其增长，甚至使肿瘤萎缩。如今在X线显示下，通过导管将栓塞物送入肿瘤供血的动脉血管中，即可达此目的。此种技术在放射学中称“介入放射学”，故此种疗法亦俗称“介入治疗”。在肝癌的治疗中应用最多、疗效确实。

36. 对肿瘤病人的支持治疗

肿瘤长在人体内，它必定会危害人体，因此治疗肿瘤病人时应着眼于尽量消灭肿瘤。但消灭肿瘤的目的在于保护人体的健康，故在治疗肿瘤的同时还必须关注人体的承受能力。由于肿瘤的治疗多非一蹴而就，因此对肿瘤病人的支持治疗亦极应重视。对早中期肿瘤病人而言，支持治疗是否得法常是其他抗癌治疗成败的重要因素；对中晚期病人而言，支持治疗更是延长生命、减轻痛苦的关键。

肿瘤病人常需的支持治疗包括：

首先，精神或心理上的支持。几乎所有的肿瘤病人在得知自己患肿瘤后，都不可避免地存在着一定的心理障碍。问题的严重程度，依病人的性格、文化、年龄、病情及对来自社会的医疗的经验而定。大多数病人常表现为懊丧、无助、消极，严重的则为抑郁。医生应取得其家人的配合，向病人解释病情，指出尚有治疗、甚至治愈之希望，即使已属晚期亦可向病人解释治疗可以缓解症状，让病人相信大家都在帮助他，以消除其无助之感，而积极配合治疗。对有抑郁表现的病人，可酌用抗抑郁药。

其次，肿瘤是一类消耗性疾病，不只是因为肿瘤的过度生长消耗了人体大量的营养物质，肿瘤细胞多能产生毒素使人食欲不振，或影响人体正常的消化吸收功能，一些消化道肿瘤甚至可阻塞消化道、胆道，使人无法进食，或由于胆汁匮乏而无法消化吸收。肿瘤病人的抑郁情绪也影响饮食，甚至形成厌食，以致病人体力急骤衰弱。故需重视对病人的营养支持，肿瘤病人宜进有足够糖分与蛋白质的食物，注意食物的色、香、味，并经常变换品种，以激起食欲。对无法进食或无法消化吸收的病人可经静脉输注一定的营养物质。

再次，肿瘤引起的疼痛应尽量予以消除，肿瘤病人可适用阶梯止痛法，即先用一般的止痛药，若无效，可用麻醉止痛剂，当然这需医师主导。

其他还有如发热、出血等亦皆需给予治疗，以尽量消除之，即使肿瘤已经无法治疗，但这些症状仍应尽量消除，以使病人能有稍好的生活质量。

在晚期肿瘤病人的支持治疗中，中药治疗有时可有一定的效果，如病人乐于采用亦佳。

37. “疏缓治疗”已经逐步被接受

肿瘤是一类严重的疾病，尽管如今科技进步，治疗效果显著提高，但终究会有部分病人因发现太晚，确诊时已无法作针对性治疗，或治后复发，终于不治，使病人面临生命的终结。其实，“终于不治而面临生命终结”的问题，并非仅见于肿瘤病人，许多疾病的终末期，皆同样存在这一问题，甚至可以说这个问题是生命现象的必然。但肿瘤病人一方面有一个相对稍长的终末期，而在终末期中又多有许多症状。另一方面多年来人们对肿瘤晚期的病痛，形成一种过度的忧虑和恐惧，以致对晚期肿瘤的治疗成为了一个特殊的问题。

曾经，人们相信用一切手段延续病人的生命，总是对的。至于病人的生命的质量如何并不重视，所谓“好死不如赖活”嘛。病人家属往往要求医生“尽一切力量抢救”，而医生的责任便在延长病人的生命，有一丝希望也要抢救，甚至已明确无望也要抢救。这在对晚期肿瘤病人的处理中并不罕见。如一些文艺作品中所描述的“身上戳了七八根管子，只有进气、没了出气”的情形。其结果只是徒然加重了病人和家属的痛苦，也让世人视肿瘤末期为畏途。

于是，便有了“安乐死”问题的提出。但“安乐死”涉及许多伦理与法律的问题，世界上多数国家并不认可。其实“安乐死”是当疾病无法治疗、面临生命终结时，人们所希望的对于疾病带来痛苦的解脱，也就是追求无痛苦的终结。既然伦理与法律不容，医学理应对此有所担当。尽量减轻病人临终的痛苦，医学是应该有所作为的。这，就是如今倡导的“疏缓治疗”。

疏缓治疗是指：对疾病已无法治疗的病人，缓解其身心痛苦的治疗，以使其无痛苦地走完人生的最后一程。其中包括心理治疗：根据病人的认识水平、文化、宗教等方面的情况，采取循序渐进的步骤，使其认可任何人的生命都不可能永恒的道理；帮助他完成尚有可能完成的愿望，如见到某亲人、完成某项未竟之事，立好遗嘱等等。在生理上，这一时期的病人可能有发热、疼痛、出血、无食欲等症状，皆应给予认真的治疗，使其缓解。

曾有一位中学语文老师，患肝癌多年，做完手术，术后又复发，并转移至肺及腰椎，腰部疼痛难忍，食欲全无，做了化疗及腰椎放射治疗，皆未见效果，对于这样的病例医疗确实已无良策。医生乃建议试行“靶向药物”治疗，对于晚期病人建议试用靶向药物治疗，并无可非议，但靶向药物治疗需要一笔可观的费用，这位老师久病在身，耗费甚多，再做靶向药物治疗实也力不从心，其子经济亦不宽裕，故医生的建议让他们父子皆甚纠结，甚至更增加了精神上的负担。

其后，该病人经人指点进入一所疏缓治疗单位。医生给予止痛剂治疗，完全抑制了他的痛感，疼痛一旦缓解，食欲也有了改善。经过一段时间的心理抚慰，病人理解了他目前的处境，他说：“人生自古谁无死，我已经活到七十六岁，甚至已经超过全国人口的平均寿命了，死不足惧”。问他有无未竟之事，老师说出一件憾事：他近二三十年来写了不少古体诗词，散在许多笔记之中，病后已开始整理，可惜尚未及半，病又复发，估计以后也就这样散失了，殊感可惜。医生了解到这情况后商于其子，其子表示：知父亲能写些古诗，但不知他有结成诗集之想，可惜他自己不擅此道，无能为力。医生提醒：有无学生可相帮？其子想起父亲有个最得意的学生，即在本市一所高校中文系任教，何不请他帮助整理……不到一个月，一本名为《耕耘集》的古诗集送到了老师手上。老师激动之至，一一签题赠送亲友及医务人员。一周后该老师安详离世。

疏缓治疗并非专为肿瘤病人而设，其他疾病的终末期亦同样适用，但对肿瘤病人而言，由于终末期较长、心理压力更大，便更是显得重要了。当然，疏缓治疗的实施还需要病人家属的积极配合与社会有关方面的支持。

疏缓治疗的重要性在我国已被逐步认识，并已在逐步推行，实在是体现了人们理智的进步。

38. 治疗后的定期复查

肿瘤病人经过治疗后，可能已被治愈，也可能只是暂时的缓解。即使是已经被治愈，医生也需告知病人致癌的因素也许还存在于体内，再患同样的癌的可能性仍然存在。而且放疗、化疗的本身也是致癌因素，病人患第二、第三个癌的可能性也存在。更何况，没有相当长时间的考验，又如何认定已经治愈？所以肿瘤病人完成既定程序的抗癌治疗后，还需要一个相当长时间的康复医疗。在这一阶段中定期随访复查至关紧要。

一般抗癌治疗后近期内应每 2 ～ 3 个月应进行一次复查，主要观察治疗后患病器官或因治疗而受损器官功能的恢复情况。检查肿瘤有无残留等等。通常检查应包括：肝肾（若为肺切除术、还应包括肺）功能、血（若为泌尿系肿瘤还应包括尿）常规化验，相关肿瘤标志物的复查以及肝脏超声及胸部摄片等检查等。一年以后可以每 4 ～ 5 个月检查一次，检查的目的应着重在肿瘤有无复发或转移。3 年后亦应每半年检查一次，直至终生。

39. 肿瘤病人的康复医疗

癌症康复期病人应注意营养的摄入，一般在治疗刚结束时食欲多差，所以饮食宜以清淡而易于吸收者为好。稍后，应注意营养的摄入，以多进高蛋白质、高维生素的食物为好。充分的营养是提高免疫力的基础，“忌口”实无必要。

肿瘤治疗后的康复期中可以酌情使用诸如干扰素等生物治疗，以提高机体的免疫功能或可减少肿瘤复发的机会。但不应长期应用抗癌药物预防复发，长期应用抗癌药物非但不能预防复发，反而可能因药物抑制免疫功能而适得其反。有些病人肿瘤手术后或放、化疗后长期服用中药以“预防复发”，其实目前并无证据证明其有效性，而长年服用中药亦仍需考虑其毒性问题。

患上肿瘤，病人的精神多受打击。治疗之后，应逐步调整心态，相信科学，相信肿瘤有可能治愈，即使已无望治愈，也应该相信积极治疗仍可缓解症状、延长生命。

肿瘤治疗后如经过五年、十年随访复查，证明并无复发转移，则事实上可认为已被治愈，病人应该从肿瘤的阴影下解脱出来，并积极回归社会生活。我国肿瘤病人一般都不愿意让外人知道自己生了肿瘤，是因为一般民众仍以肿瘤为不治之症，对病人表现过多的同情或怜悯，反让病人不适。但当治后多年事实上已经病愈之时，部分病人受不治之症的影响，仍以自己是癌症病人自居，服药不断，甚至以“只要活着就好”，而孤立于社会生活之外，亦非正确态度。

肿瘤病人治疗之后仍应注意生活方式的健康，健康的生活方式是防癌的基础。世界卫生组织的维多利亚宣言指出，健康生活的基础是：合理饮食、戒烟限酒、适当运动、心理平衡。这对肿瘤病人的康复亦至关重要。

40. 精准医学与肿瘤的治疗

2015 年 1 月美国总统奥巴马在国情咨文演讲中提出了一个名为“精准医学”的计划，为推进该计划的实施，并批准了一笔数目可观的拨款。于是“精准医学”成了全球医学界关注的焦点，我国卫生行政主管部门也随即批准了与此相关的“开展高通量基因测序”的试点工作。中国的“精准医学计划”也已经在酝酿之中。

奥巴马在他的演说中解释说：“精准医疗就是像配血型那样标准化地、按病人的基因给癌症病人匹配抗癌治疗，像测体温那样方便地、按病人的基因给病人匹配正确的药量”。奥巴马，政治家也，他的解释自然是来自医学专家或生物学专家，而且为了让那些国会议员们听得懂，这个解释是很“科普”的。不过，这几句话确实也说明了：精准医疗的基础是基因的检测，精准医疗的目的是给病人以个体化的、精确的治疗。

准确点说，精准医疗就是在基因测序、生物信息和大数据分析等前沿技术支持下的、个体化的精确的医疗。这与以往临床医疗中以医师的经验为基础的“个体化治疗”有着很大的区别。医师的经验因医师的不同而不同，而精准医疗的依据是因病人的个体不同而不同的，应该说这才是真正地落实到“个体”的精准的医疗。

精准医疗在癌症、糖尿病、心血管病以及先天性疾病等与遗传关系较为密切的疾病中将显示其光辉的前景。这其中在肿瘤的防治中可能意义更大，或者还可能孕育着某种突破性的成果：

首先，某些基因的变化，预示着癌变的可能，即如美国影星朱莉的BRCA-1、BRCA-2基因突变，预示着她有患乳腺癌与卵巢癌的可能。尽管对于她因此而切除乳腺、切除卵巢或有不同的意见，但此种基因的变化应使其纳入乳腺癌、卵巢癌的“高危对象”，而作密切的防癌检查，以在一旦发现癌变时可作及时治疗，则是肯定的。而且今后基因治疗成熟，一旦查出此类基因变化，即给予治疗，消除可能导致癌变的基因，当可扼杀癌症于未然。

其次，有些癌症病人与其他同类癌症病人相比，早期即易有转移，术后更易有复发。如今，只能在事后含糊地解释为“生物学行为的差异”，今后若能在基因检测或其他生物信息方面对此种“生物学行为”有所识别，则术前或应先进行全身性治疗，而术后更应密切注视其复发的迹象而给予及时的治疗，则必能提高疗效。

再次，许多治疗肿瘤的“靶向药物”针对肿瘤细胞的某种“靶”而设计，则需依病人检测之结果有无此“靶”而决定取舍，依病人体内药物代谢相关基因的强弱，而决定用药的剂量，“有的放矢”、必然能取得更好的疗效。

当然，事情也并非如奥巴马说得那样的轻松，因为如今已经能明确地用来指导肿瘤预防、诊断、治疗的基因检测结果还很有限，但随着“精准医学”研究的深入，人们必定会越来越接近肿瘤的本质，最终实施“精准医疗”，而取得良好的疗效、甚至达到治愈肿瘤的目标。

癌症可以预防

——做对这些让癌症远离你

世界卫生组织曾于1992年在加拿大维多利亚地方召开过一次世界健康大会，会后发表了关于健康问题的宣言，即《维多利亚宣言》，并提出了通常被称之为"健康基石"，即健康的基础。其主要内容为"合理饮食，戒烟限酒，适当运动，心理平衡"。这4句话、16个字被视为健康的基础，其实这4句话、16个字也就是防癌的基础。

41．“少发、易治”的本质即是预防

肿瘤当然可以治疗，一些病人还有可能被治愈。但是，手术切除肿瘤牺牲了器官，放疗、化疗杀灭了肿瘤细胞也损伤了内脏、抑制了骨髓，实属无奈之举。更何况相当大的一部分病人并未能治愈，甚至因而丧失生命。据我国卫生部统计，恶性肿瘤是我国人口死亡的第二位原因，仅次于心脑血管病所造成的死亡。而且展望未来，随着我国社会人口结构的老龄化，环境污染与不良生活行为的流行，肿瘤的发病率与死亡率近若干年内必定还将继续增加。控制癌症的出路何在？

美国国立癌症研究所的提法是“少发、易治”。“少发、易治”的本质即是预防！

肿瘤的预防有下列概念：避免致癌因子侵入人体，当然是预防的根本，被称为“一级预防”或称为病因学预防；抑制或消除侵入人体的致癌因素的致癌作用以及及时发现已发生的癌变，并施以治疗从而预防肿瘤的临床发作，称为“二

级预防”，或发病学预防；亦有“三级预防”的提法，三级预防是指预防肿瘤引起的伤残，其实质即临床医疗。

避免致癌因子侵入人体的一级预防，是使肿瘤“少发”的生根本。而欲“易治”则必须早期发现、及时治疗，亦即二级预防的内容。所以说“少发、易治”的本质即是预防。

42. 基因与防癌——从安吉丽娜·朱莉谈起

现代分子生物学研究认为肿瘤是起源于基因的疾病，那么要预防肿瘤就得从基因入手了。

肿瘤是因基因在内外环境因素的作用下发生突变而引起。这些易受内外环境因素影响而突变的基因，被称为“癌基因”，乃是引起细胞癌变的基础。那么，事先识别出这些“癌基因”，将其从细胞中清除，应是防癌的根本措施。分子生物学家们在实验中也确实能“敲除”（即去除）某些基因。但肿瘤是多基因疾病，目前尚远未能弄清究竟有多少个基因参与了某种肿瘤细胞的形成，在人体中又如何实现将这些存在于活体细胞核中的“癌基因”一个不留地尽数“敲除”。有专家估计此事大约 21 世纪之内或许尚难办到云云。

不过，人乃万物之灵，对此也并非完全束手无策。自从人类完成了人基因谱的测序后，无时不在努力地用基因研究的成果来解释人体自身的生命现象。在肿瘤学的领域中，尽管“敲除”人体内的癌基因以防癌尚有难度，但已可认定某些基因是与某种癌症相关的“癌基因”，若发现该基因“有变”，则可预计该人将可能罹患某种癌症，则已成现实。尽管此种预测尚不完备，预告某人“几年之内将患何种癌症”也还有些伦理问题有待讨论，但在一些国家此种检测已经开始了商业运作。

引起我国民众关注的事件是：前年美国影星安吉丽娜·朱莉因为查到乳腺癌基因（BRCA-1，BRCA-2）突变，被判定其患乳腺癌的风险为87%、患卵巢癌的风险为50%。2013年5月为了预防乳腺癌，她毅然切除了双侧乳腺组织，并做了乳房整形手术，以保持其傲人的身材。她术后还在《纽约时报》上发表了一篇名为“我的医疗决定”的文章，概述其做此手术的原委，并告诫有此类家族史之女性应充分重视此项检测。2015年又传来消息：40岁的朱莉又因此切除了双侧卵巢，以防卵巢癌的发生，因为她的母亲即死于卵巢癌云云。

朱莉女士相信科学的行为及其对社会的责任感令人钦佩，不过她的做法在我国则褒贬不一。多数意见为“并不一定适合在我国推广”。当然这是从实用的角度来说的。无论如何，此事开“利用基因研究成果防癌”之先河，在人类与肿瘤的斗争史中应是有其重要地位的。尽管此事并非始于朱莉，据说在美国“已颇普遍”，但朱莉以其公众人物的身份推广此事，也是值得称道的。

43. 防癌的重点在“环境”

“癌症是基因病”这话不错，基因受到损伤，不能执行其原有的维持细胞正常更迭的功能，细胞发生“变异”，若机体的免疫功能不足以将其清除，则“变异”积累，“越变越异”，终于“恶变”形成肿瘤。有些人的某些基因易受损伤，而容易患某种癌，如朱莉。将这种“易受损伤”的基因治好，使其变得“不易受损伤”自是上策。不然，将这些“易受损伤”的基因“敲除”也是办法。可惜这些治疗基因之法，目前尚不能实现，人类只能期待科学的进一步、再进一步的发展。

基因治疗是人类战胜肿瘤的根本措施，但现在办不到。朱莉女士没法，只好竭泽而渔，索性将女性最宝贵的四个器官切除。幸尔，乳房可以“再造”，切掉卵巢，女性激素可以人工添加。若是发现的是肺癌基因、肝癌基因的变化，麻烦就大了。

其实大可不必“吊死在基因这棵树上”，基因受到损伤，后面的故事才会开始。尽管某些基因容易受伤，那么能不能避免这基因的损伤呢？应该是有可能的。

导致基因受伤的是环境因素，这“环境”不仅是指人生活的环境，而且包括基因所处的环境，比如人体性激素的失衡等等。所以防癌的重点在环境，基因所处的环境很重要。虽然它易受损伤，但没有损伤因素来伤它，不也是就行了吗？

44. 健康的生活方式是防癌的基础

虽然从学理上说基因因其所在的内外环境因素而受伤，但基因在人体细胞中，它的小环境也必定受制于人体所处的大环境。所以肿瘤学家说肿瘤的病因 80% 在人的生活环境中，甚至提出“生活方式癌”的说法，即是说许多肿瘤的发生是与人们不良的生活方式相关，此说并非为耸人听闻，实是指明预防肿瘤的发生应从关注人的生活方式入手。

肿瘤的一级预防的定义是：避免致癌因素侵入人体，从而从根本上杜绝癌症的发生。致癌因素包括物理的、化学的、生物的，它们存在于我们生活的环境之中，它们又是怎样进入我们体内的呢？肿瘤学家们估计大约 35% 是经过不适当的饮食，30% 是经过吸烟侵入我们体内的。仅此两项便已占了入侵人体致癌因素的大部了。其他的因素尚有：生活环境或职业场所的污染、不确当的药物治疗、嗜酒、缺少体力活动、不健康的性行为、某些感染、不良的情绪等等。

世界卫生组织曾于 1992 年在加拿大维多利亚地方召开过

一次世界健康大会，会后发布了关于健康问题的宣言，名为《维多利亚宣言》，在我国通常称之为“健康基石”、即健康的基础。其主要内容表述为“合理饮食、戒烟限酒、适当运动、心理平衡”。这 4 句话、16 个字被视为健康的基础，其实这 4 句话 16 个字也就是防癌的基础。

45. 流行病学研究证明：“癌从口入”

孟夫子说过“食、色，人之性也”，吃东西是人的本性。但是，如何吃得健康就大有学问了。所谓“水能载舟，亦能覆舟”。营养不良使人生病，营养过剩同样使人生病。不仅吃得不卫生会引起腹泻，脂肪饮食过量会生冠心病，不少癌症的发生亦与饮食有关。在各种致癌因素入侵人体的途径中，饮食首当其冲。无怪乎曾有人著文称：癌从口入。“癌从口入”的说法并非为吸引眼球之举，肿瘤流行病学家给出了证明。

食管癌，从全世界来看，从西亚、中亚直到我国的北方形成一个高发的连续的地带。我国食管癌的一个高发区在河南林县、河北磁县的太行山区。肿瘤学家们研究了多年，发现与当地居民过去常年吃些咸菜有关。那地方缺水，蔬菜难长，收成不好，只好腌成咸菜吃。这种不新鲜的蔬菜里面含有大量的亚硝酸盐，到了人的体内，若是遇到蛋白质分解的仲胺，便合成了亚硝胺。而亚硝胺正是引发食管癌和胃癌的元凶。所以我国北方地区不仅食管癌多，胃癌也多，原因便在于此。近年来随着经济发展，水利条件改善，农业科技进步，我国北方地区新鲜蔬菜的供应明显增加，蛋白质食品丰富。居民亚硝胺类致癌物摄入减少，食管癌的发病率已有明显下降，胃癌亦有减少之势。所以不吃或少吃不新鲜蔬菜以及腌制食品，多进食新鲜蔬菜和水果，增加蛋白质的摄入，乃是防癌之要义。

肝癌在我国东南沿海一带、东南亚、非洲南部发病率高，其他地区就很少。研究发现这些地区大多温暖潮湿、粮食容易霉变。有一种叫作黄曲霉的霉菌，主要长在花生和玉米上，这种霉菌的毒素能引起肝癌。黄曲霉毒素 B1 是自然界最强的致肝癌物质，这在动物实验中已经证实。在我国肝癌高发区的江苏启东、广西扶绥以往都曾证明当地居民摄入的黄曲霉毒素确实较多。除黄曲霉外，白地霉的毒素亦可能与南方的食管癌有关。所以，避免食用霉变的食物亦是防癌要务。

油腻的东西吃得太多容易生大肠癌。我国沿海经济较为发达的地区，近 40 年来大肠癌的发病率明显增加，肿瘤学家一致认为是与脂肪饮食过量有关。高脂肪饮食刺激胆汁分泌，使肠道内的二级胺等物质增加，而这些物质都有致癌、促癌作用。多吃油腻的食物还会使乳腺癌增加。乳腺癌当然主要与内分泌有关，但高脂肪饮食也确实是一个乳腺癌的促癌因素。高脂肪的饮食还可能与子宫内膜癌、前列腺癌与胰腺癌有关。所以控制脂肪饮食的意义不仅在于预防动脉粥样硬化、预防心脑血管病，也在于防癌。而且就预防动脉硬化而言，也许控制多含饱和脂肪酸的动物脂肪最为重要，而对防癌来说则无论饱和脂肪酸、不饱和脂肪酸、动物脂肪、植物脂肪皆应在控制之列。

纤维素，人称“第七营养素”，其实许多纤维素并不能被人体吸收，不被吸收的物质何来营养价值呢？原来这不被吸收的纤维素在肠道里能吸收水分，使得人的粪便的量增多，粪便一多，自然就要排出，人体新陈代谢的许多废物，甚至包括致癌物质便也一并排出去了，因此就有了防癌的作用。反之饮食过于精细、缺少足够的纤维素的摄入，与肠癌的发生关系密切。营养学家认为每人每天至少应摄入 30 克纤维素才好。

46. 烹调之法亦应讲究

中华美食誉满全球，中餐的烹调讲究色、香、味俱全。国人大饱口福的同时，其实也应关注饮食的健康问题。

油煎、油炸的，直接在火上烤的，都是不利于健康的烹调方法。蛋白质在油煎、油炸，特别是烤焦之后，就会产生一种叫苯并芘的化学物质，这是一个著名的致癌物质。日本科学家山极把煤焦油涂在兔子的耳朵上，每天涂一次，涂到第 40 天，兔子的耳朵上便会长出一个肿瘤来。这是肿瘤学上经典的化学诱癌实验。这煤焦油癌的主要成分便是苯并芘，在烤焦了的蛋白质类食品里就有。近年发现许多油炸的食品中多含致癌物丙烯酰胺，其中尤以薯类油炸后含量更高。我国卫生部已建议尽量少吃，不吃当然更好。

我国民众饮食中的一大问题是盐吃得太多，因多信“淡而无味”之说，故烹调中盐用得过多。盐摄入过多容易得高血压，脑溢血。盐还能破坏胃壁上的黏液层，胃壁上的这些黏液是胃黏膜分泌出来的，里面含有胃酸、还有许多帮助消化的酶。这层黏液对于胃来说是一个保护层，保护着胃黏膜不受吃进来的酸、甜、苦、辣的侵害。但盐能破坏这黏液层，胃的保护层被破坏了，致癌物质长驱直入，胃癌的发病率就高。世界各地盐吃得多的地区胃癌的发病率都高。日本的北海道地区胃癌发病率特高，据研究便是与当地的居民咸鱼吃得多、盐吃得多有关。

我国各地尚有许多“传统风味”食品，不少是以往民间为使食物能久贮，而采取盐渍、风干、熏烤、霉变等而成，近年且多开发、提倡。但此类食品常含有某些致癌物质，实在不宜过多食用。

一般家用之调味品，多无问题，味精虽常受责疑，有多吃易生膀胱癌之说，但并无实据。倒是茴香、八角含有一种叫黄樟素的致癌物质，烹调时以少用为好。

47. 多吃蔬菜与水果有利防癌

人是杂食性动物，原始人采野果、打野兔为食。到了农耕社会，神农氏教人农耕，伏羲氏教人畜牧。所以对于人动物性、植物性的食物都是需要的。尽管有人提倡素食，但从营养学的角度而言，单纯素食不利健康。若非由于宗教信仰的缘故，适当吃些荤菜是好的。不过眼下的倾向却是随着经济的发展，人们生活水平提高，在饮食上却是过多的荤菜挤占了、甚至完全替代了素菜。所以，要强调的是每天应该吃一定量的蔬菜和水果。

蔬菜和水果品种很多，所含的营养成份各不相同。通常都含有大量的维生素和无机盐，例如维生素 A、B、C、E、K、钾、钠、钙、镁、铁等等。维生素 A 是上皮细胞正常代谢所必需之物，而真正应称为“癌”的恶性肿瘤皆发生于上皮细胞，故足够的维生素 A 的摄入应有益于防癌。红色蔬菜与水果中的胡萝卜素、番茄红素在人体内能合成维生素 A 而有防癌作用。绿色蔬菜与水果中大量含有的维生素 C，有阻止致癌物质亚硝胺在人体内合成的作用。黄色的柑橘类水果中的黄酮、果胶类物质亦有良好的防癌作用。蔬菜、水果中的纤维素有干扰胆固醇的吸收和促进肠道中有害物质的排出，对预防心血管病和防癌都十分有利。

若干年前曾有传言称“每天吃山芋，可保不生癌”。山芋等薯类食物中多含纤维素，常吃有助于防癌，故营养学家亦有提倡，当然，并非“可保不生癌”。大豆中含异黄酮类物质，人称“植物雌激素”，这种物质有雌激素之形而无雌激素之实，在人体内有一定程度的干扰雌激素之作用，或对预防乳腺癌等有益。

蔬菜对人体健康有益，不过在加工烹调的过程中许多营养素却难免会有损失，如维生素 C 即不耐热，烹饪之后损失甚多。但亦有如胡萝卜素之类则以烹饪后吸收更好。我国民众吃蔬菜的烹调方法主要是用油炒、加盐调味，因之蔬菜吃得多了，油和盐的摄入也就超标，易引发心脑血管问题，与癌症亦有关联。水果无须烹调，亦无须加油添盐，加以入口香甜，实在是应该提倡食用的。当然，水果亦尚不能完全取代蔬菜。

《中国居民膳食指南 2007》指出：每人每天应摄入蔬菜 300 至 500 克、水果 200 至 400 克。两者相加则至少为一斤。所以有“每天吃一斤新鲜蔬菜与水果，可以防癌”之说，至少对预防消化道癌来说，是有道理的。

48. 吸烟占致癌因素应不止 30%

不良的饮食虽占致癌因素的 35%，但饮食涉及食料、烹调等多方面，而食料又涉及新鲜与否，烹调又涉及油盐等类，而吸烟对于癌症而言，这支“小白棍”独占致癌因素的30%，现已查明烟草点燃后的烟雾中有害物质高达 3 000 多种，其中已经证实有致癌作用的便有 69 种之多。

考诸吸烟的历史，据说是哥伦布航行到了南美洲的玻利维亚，看到那里印第安人的大酋长，在祭祀时燃烧一种植物的叶子，然后用一根管子来吸它的烟，据说能醒脑提神。于是他便将这烟草的种子带回了欧洲，吸烟逐步在欧洲流行起来。后来西班牙人把它带到了菲律宾，然后传到了我国的广东、福建。其时大约在明朝末年。

中国不愧为文明之邦，烟草这东西进入我国，马上便被发现有害人体健康。明末四才子之一的方以智便在《物理小识》中写到：“淡巴菰（英语烟草之音译）久吸则肺焦”、“吐血而死”。观察得还真仔细，“吐血而死”，大约是得了肺癌了吧。地方官还上了奏本，崇祯皇帝下令禁烟。这么算来，崇祯皇帝或许是世界上第一个提倡禁烟的国家元首吧。可惜不久，李自成打进北京，这位元首吊死煤山，禁烟也没禁成。不过这一耽搁就是 400 年，直到 20 世纪 60 年代初，英国皇家内科学会才正式发布吸烟有害健康的意见。而其时的依据便是发现吸烟与肺癌有关。

吸烟的人与不吸烟的人相比，生肺癌的危险性高 8 ~ 12 倍。不但如此，吸烟的人与不吸烟的人相比：发生喉癌的危险性高 8 倍，食管癌的危险性高 6 倍，膀胱癌的危险性高 4 倍。此外，口腔癌、肾癌、宫颈癌、肝癌、胃癌、胰腺癌、结肠直肠癌等皆与吸烟相关。甚至有人估计：假设全世界的人都不吸烟了，男人的癌会减少 2/5，女性的癌也会减少 1/3。若此说成立，则烟草在人类致癌因素中的份额当不只 30%。

49. 吸烟与肺癌关系之辩

吸烟历久成瘾，戒断不易。以往舆论多以为是吸烟者对戒烟一事意志不够坚定所致。“意志不坚”是贬义，故又激起烟民的反驳，虽然“吸烟者不生‘非典’”不经一驳，“吸烟可防抑郁症”亦无市场，但以下两说却因貌似有理，而颇流行。

一曰：一些人吸了一辈子烟并未生癌，而某人并不吸烟却生了肺癌，足见吸烟与肺癌无关。此说所描述之现象确实存在，不过需知癌症是一种多因素引发的疾病，吸烟只是其中的一项主要因素，而非全部因素。即以烟雾中的致癌物质苯并芘而言，据研究此物进入人体后需在人体中的苯并芘羟化酶的激活下方能损伤细胞中的遗传物质，导致细胞癌变。故若此酶不足，则吸入之苯并芘或不致为患。当然，细胞在致癌物作用下能否癌变，还与其体内“抑癌基因”活跃与否、人体免疫力强弱有关。这就是一些人吸烟并未生癌的原因。同样，引发肺癌的因素不只是吸烟一项，比如厨房里的油蒸汽、汽车的尾气中都含有芳香烃类致癌物质，大气中的PM2.5 亦已被认为有致癌作用，若有人对此物质的致癌作用敏感，便就可能引起肺癌。所以并不能以有人吸了一辈子烟并未生癌，而某人并不吸烟却生了肺癌，得出吸烟与肺癌无关的结论。就好比：有人受了凉没生感冒，而有人没受凉却感冒了，并不能得出受凉与感冒无关的结论一样，因为终究受凉容易引发感冒。同样的道理：吸烟容易引发肺癌。到肿瘤医院的肺癌病房去问问那些生了肺癌的人，他们当中绝大多数都是吸烟的。比如 1 万个不吸烟的人一年中有 1 个人生了肺癌，而 1 万个吸烟的人中一年却有 10 个人生肺癌，这就叫作吸烟使肺癌的危险性增加 10 倍，这是千真万确的事。

还有一种辩辞，说是久吸烟者身体与烟雾中的物质达成了平衡，不戒烟没事，戒烟反而使身体失去了平衡，容易生病、甚至容易生肺癌。作此说辞者可能会举出某吸烟者在戒烟后不久患了肺癌的例子，这例子很可能确是事实。但是需知：吸烟的致癌作用有滞后性，并非一旦戒烟便万事大吉。英国曾有一个著名的流行病学研究，以吸烟的男性医生为研究对象，在戒烟之后，他们所患与吸烟有关的疾病、包括肺癌的发病率逐年下降，说明了戒烟的好处，直至戒烟后的第 16 年，这些疾病的发病率才与从不吸烟的人相同，更说明了吸烟对健康危害的严重性，因此最好不吸烟，戒烟宜尽早。故此人戒烟后所生的肺癌是因此前的吸烟引起，而非戒烟所致。至于“平衡”一说更于科学无据，因为若是人体固有之物欠缺了，给予补充，或可谓“达成平衡”。烟雾中之物本非人体所必须，吸烟日久，便会成瘾，一旦不吸便会有种种不适，吸烟可解烟瘾，而非“达成平衡”，若以烟去满足瘾，称此为烟与瘾之“平衡”则可，但须知此平衡为戕害健康之平衡，绝不可取。

50. 二手烟与三手烟

吸烟除了与癌症有关外，吸烟的人还较容易发生动脉粥样硬化、冠心病，发生心肌梗死的危险性高于不吸烟者 10 倍，长期吸烟的人一般几乎不可避免地会发生慢性支气管炎，以致引起肺气肿、肺心病。若说这些疾病对吸烟者来说是咎由自取，他要吸烟只好由他去吧。

不过吸烟还有一个影响别人的问题，不吸烟的人和吸烟的人在一起也被动地吸进了烟雾，即被动吸烟或称“二手烟”问题。别小看这个问题，被动吸烟与吸烟一样影响健康。甚至有人认为：被动吸烟的危害更胜于主动吸烟。其理由是吸烟者在吸烟的当时，空气自烟头部位进入，其中的氧、有助燃的作用，此时烟头部位的温度可达 1 600 摄氏度，烟草的燃烧比较完全，一些致癌物质被“燃烧”分解了，吸烟者吸入的“主流烟”中的致癌物质相对较少。而在非抽吸时烟头上的温度只约800摄氏度，烟草的燃烧不完全，此时释放出来的“侧流烟”、即被动吸烟者吸入之烟雾中含有的致癌物质更多，故称被动吸烟的危害更胜于主动吸烟，应有一定的可信度。当然，吸烟者除吸入主流烟外，也会同时吸入侧流烟。故准确的说法应该是：被动吸烟者吸入侧流烟的危害可能更胜于主动吸烟者所吸入的主流烟。

其实，还有一个“三手烟”问题，“二手烟”是当吸烟者吸烟时，周围不吸烟者被动吸入之烟。“三手烟”则是指因有人吸烟而留在诸如窗帘、地毯、沙发、衣物等环境中的烟雾中微粒，其中许多含有致癌物质，这些微粒不断挥发，甚至氧化形成新的致癌物质，它们飘在空气中，被不吸烟者吸入，甚至被接触者食入，亦同样可造或对人体的危害，被称为“三手烟”。“三手烟”在家庭、办公室等人员滞留时间较久的处所、造成的危害不可小觑。

英国有一个著名的流行病学研究发现：在有一个人吸烟的家庭中，其家庭成员生癌的危险比家中无人吸烟的家庭成员高一倍，若是有两人吸烟则高两倍。这当然是“二手烟”、“三手烟”的作用。

我国政府如今开始重视控烟工作，不少地方都已经制定了“不在公共场所吸烟”的规定，一些吸烟人士迫于舆论，确也减少了在公共场所吸烟的行为，但在家庭中，多以为家庭是“私人空间”，而不顾及家人的健康，照吸不误。以致我国除有3.5亿烟民外，还有7亿被动吸烟者。近年我国不吸烟妇女的肺癌发病率增加明显，究其原因，专家们都认为被动吸烟是重要原因之一，有研究报道说女性激素使她们对烟雾中的有害物质甚至更敏感。

51. 勃氏吸烟指数与戒烟

肿瘤学上有一个研究吸烟的量与肺癌关系的指标，叫作“勃氏吸烟指数”。勃氏吸烟指数是以每天吸烟的支数乘上吸烟的历史年数，如果乘积大于400支年，则此人便成为一个肺癌的高危对象了。每天吸一包烟为20支，20年吸下来，20乘20已经达到400支年，如果每天吸两包，那么不需20年，只需10年便达到400支年的水平了。便应奉劝此君至少每年两次去检查肺，因为他生肺癌的危险性比不吸烟的人要高10倍。

勃氏吸烟指数为划定肺癌的高危对象而设，并非达到400支年必生肺癌，亦非不达400支年绝对不会生肺癌。400支年的说法至少给人们如下的信息：一是吸烟与肺癌有关，达到一定的量便与肺癌挂上了钩，因此最好不吸烟；二是戒烟宜早，在达到“肺癌高危对象”之前把烟戒了，虽说并非绝对不会生肺癌，但既然肺癌的发生与吸烟量有关，那么悬崖勒马，少吸一些，生肺癌的机会总会少些。

吸烟一久，便会成瘾，在戒烟时会产生烦躁、易怒、注意力不能集中、口苦、心悸等不适。常使人不能坚持，而使戒烟归于失败。美国著名作家海明威就说过：“戒烟之事不难，我都戒了 50 次了”。作家的幽默说明了单凭意志戒烟不易成功。

如今在美国的疾病分类名称中就有一个叫“尼古丁依赖症”的病名，是把戒不了烟算是一种病了，既然是“病”，那么，就应该寻求医药的帮助了。最先想到的叫“脱敏疗法”，其法多用者为“戒烟贴”，即用含不同量尼古丁之“橡皮膏”，贴在发肤上，让其吸收。先给他足量，然后逐渐减少，使其逐步适应，最后戒除之。其后又有“替代疗法”，即将尼古丁制成药片，烟瘾来时含在舌下，便可抵挡。虽然吸收了尼古丁，但总算避开了烟雾中的其他有害物质，亦是不得已而为之的办法。

近年科学研究发现嗜烟者体内有一种叫“尼古丁受体”的蛋白质非常活跃，尼古丁吸入后需与其结合方能发挥作用。于是使设计了一类称为“尼古丁受体阻断剂”的药物，服后这“尼古丁受体”被封闭，尼古丁游荡在血液中无处落脚，最终在肝脏中被分解、排出。由于服药封闭尼古丁受体的过程是逐步实现的，便使吸烟者吸入的尼古丁逐渐无效，身体也就逐步解除了对尼古丁的依赖，而终于戒烟成功。

戒烟虽可寻求医药的帮助，但去“寻求医药的帮助”的本身，也需吸烟者的决心。

美国肺癌的发病率在20世纪90年代之前每年以0.6个百分点上升，自1991年起上升之势趋缓，而自1996年以来，则每年以0.4个百分点的速度下降。不但肺癌，据美国国立癌症研究所报告，美国常见的10种癌症中的6种，发病率上升之趋势皆已变缓，该报告明确指出是“以控烟为代表的生活行为改善的结果”。美国近40年来烟民已从占人口的46%降为24%，几乎降了一半。

52. 酒精促癌也致癌

20世纪60、70年代上海市肿瘤流行病学家在市郊的崇明县研究发现：曾患乙型肝炎而病后继续饮酒者其肝癌之发病率高出病后不再饮酒者2倍，故以酒精为乙肝病毒致肝癌之“促进”因素。不过其时经济拮据，农民也不过时而饮点家酿的、低度的“老白酒”罢了，如何比得上如今嗜酒者的架势？果然，近年国内外则皆有了并未曾患肝炎，只是饮酒而招致肝癌的报告。并有研究报告显示饮酒与口腔癌、喉癌、食管癌、胰腺癌等等亦皆有明确的关系。如此，这酒精已非“促癌”因素，而是“致癌”物质了。

其实酒类在酿造的过程中并不只是产生乙醇，也会产生多环芳烃，甚至混入石棉等致癌物质。乙醇对许多致癌化学物质来说是很好的溶剂，使它们溶解后更易于被人体吸收。乙醇进入人体还会增强体内多环芳烃活化酶、苯并芘羟化酶等的活性，促进致癌物质的“活化”，而促成细胞的癌变。

据最近的一份研究报告说：1991 年我国男性饮酒率为 35.1%、女性 2.6%，如今已分别上升为 39.6% 与 4.5%。以致在中国癌症的“归因”（即究其原因）研究中，酒精已占 4.4%（男性为 6.7%、女性为 0.4%），亦即中国之癌，近 5% 系因饮酒引起。若以我国每年新发癌症 350 万例计，则我国每年有 15 万人因饮酒而致生癌。而且专家估计，由于酒精致癌作用的滞后性，即使今日开始限酒，至少 15 年内这一数字还必将有增无减。而如若仍无控酒措施，则危害将会更广更久。

其实酒并不可口，嗜酒者多为图饮后所致之欣快感而饮。久之，形成“酒精依赖”，一如吸烟者形成“尼古丁依赖”一般。不过专家们认为“酒精依赖”更主要是精神上的依赖，欲解除酒精依赖更多的是要靠人的意志的力量。而意志来源于认识，我国如今对饮酒与健康关系的正确宣传十分欠缺，广大民众听到的甚至竟然都是些“少量饮酒有益健康”、“红葡萄酒能软化血管”之类的不实宣传。不能不让人怀疑在这背后的利益推手。

53. “少量饮酒有益健康”？

“少量饮酒有益健康”是当下人们谈论健康时常说的一句话，甚至在一些健康宣传中，也多有提及，当然在健康宣传中说的是：“少量饮酒有益健康，但不要超过多少、多少。”到了酒宴上、酒吧中、酒友们的口里这句话的下半句常常是被省略了。

不过，也确实有理智些的人士，希望给出个关于饮酒量的限制，以便掌握。也确实有某学会称：每日男性饮酒之量以酒精计不宜超过 40 克，女性则不宜超过 20 克。不过，恐各人对酒精的耐受量不同，耐量小者若以此量为准，日日饮之，亦必损健康。

而少量饮酒是不是就有益健康了呢？早年曾有流行病学资料表明：适量饮酒者其心血管事件的发生率与病死率较低，不但低于饮酒过量者，也低于完全不饮酒者。所谓“少量饮酒有益健康”之说概源于此。不过早有学者指出：所谓“适量饮酒”者，大多有稍好的经济条件，所以能经常饮些酒，也必有较好的健康意识，所以他们“不饮酒过量”。这些人士的饮食结构或较合理，或许也较注意运动，一旦生病、医疗条件或许也好些。心血管事件的发生率与死亡率较低，也未必是“适量饮酒”的结果。

还有人称红葡萄酒里所含的多酚类物质如原花青素、白藜芦醇等能提高“高密度脂蛋白胆固醇”水平，而有减轻动脉粥样硬化的作用。但事实上即使红葡萄酒中有此物、有此作用，欲达此疗效，必须大量饮用，如是则肝脏等器官必遭其害。何况据说美国有某大药厂斥巨资，研究这红葡萄酒中白藜芦醇的作用，至今十来年，并无明确结论。所以世界卫生组织的说法是：“即使饮酒对心脏有某些好处，也不提倡饮酒”。便是出于对酒精与人体健康的综合影响、包括对酒精伤肝、损脑、致癌作用的综合考虑。

所以，“少量饮酒”未必有益健康，尤以妇女普遍对酒精的耐量较低，即使“少量饮酒”亦不利于健康。曾有报告：经常“少量饮些红酒”的妇女乳腺癌的发病率高。当然，此类妇女生活较为优裕，估计她们脂肪类物质大约也不会少吃。按西餐之习惯，大致是红酒配红肉、白酒配白肉。红肉多为畜肉，所含脂肪更高，而脂肪类物质摄入过多，亦是乳腺癌的促发因素之一。因此或许并不一定能归罪于红酒，但亦不得不防。

54. 胖、还是瘦容易生癌?

在人们的心目中应是消瘦与癌症相关，许多癌症病人，尤其是食管癌、胃癌等消化道癌症的病人，由于癌细胞产生的毒素、消化道梗阻等原因，常使病人食欲全无或是根本无法进食，于是病人骨瘦如柴，奄奄一息。但这是某些癌症晚期的表现，因为癌症是一种消耗性疾病，消瘦是结果而非原因，即并非因瘦而致癌。当然此处之所谓“瘦”，是体形上的瘦，而非疾病或营养不良而致的“消瘦”。疾病或营养不良而致的消瘦或许会伴随免疫力的下降，理论上或有利于癌症的发生。不过此种病人健康上的威胁、更大的是感染性疾病而非癌症。

究竟胖容易生癌、还是瘦容易生癌？答案是胖容易生癌。

随着经济的发展，我国民众物质生活日益富足，食物丰富、特别是过多脂肪的摄入而体力消耗明显减少，致使食物转化成的能量大大超过身体活动的需要，这些多余的能量遂转化成脂肪在体内贮藏起来，于是形成肥胖。稍胖一点似乎也没有什么不好，但是如果胖到影响活动，一走路就心慌、气喘，就是肥胖症了。肥胖症不仅影响体力活动，还会引发高血压、糖尿病、动脉粥样硬化，这四个病常常接踵而来，称之为“代谢综合征”，是如今对我国民众健康的最大威胁。

近年人们还注意到肥胖与一些癌症也有关系，比较典型的是结肠癌、乳腺癌，胰腺癌、前列腺癌、胆囊癌、卵巢癌、子宫内膜癌等。美国的一项大规模调查表明，体重超出平均体重 40% 的男性，其患癌症死亡的危险比正常体重的人增加 33%，在女性则增加 55%。

肥胖与这些癌症关系的解释如下：

一是两者同是高脂肪膳食的结果，高脂肪的摄入刺激胆汁大量分泌，使肠道内的胆汁酸明显增加，在肠道细菌的作用下进一步分解为二级胆酸，其中一些有致癌、促癌作用，可能是使结肠癌、胆囊癌、胰腺癌等发病率升高的原因。

二是脂肪组织能将女性体内的雄甾烯二酮转化为雌酮，肥胖的妇女处在较多雌激素的内环境下，可能是使乳腺癌、卵巢癌、子宫内膜癌等增多的原因。

前一种解释是说明某些癌与肥胖是同一原因的两个结果，而后一项解释所提到的癌则是肥胖的结果了。

其实还有第三种情况，即：肥胖者容易发生“胰岛素抵抗”（即体内的胰岛素功能下降）而患糖尿病，而糖尿病患者患胰腺癌、肠癌、胆囊癌、甚至肝癌的几率明显增加。

肥胖者患癌症的机会多，所以防癌还得防胖，过于肥胖的就得减肥。

55. 运动减肥有益于防癌

一个人的体重是否正常，通常可用体重（质）指数来衡量，其计算方法为：以体重公斤数除以身高米数的平方，如

体重70公斤、身高1.7米的人，

体重（质）指数 $=70\div1.7^2=24.2$

按我国成人的体重（质）标准18～22.9为正常，大于等于23为超重，大于等于25为肥胖，则此人体重已经超标。当然，若是一些肌肉特别发达的人士则另当别论。

在肥胖的人士中，尤其一些大腹便便的所谓“腹型肥胖”的人，尤需多加注意。因据研究腹部的脂肪更具有生物活性，比如更容易导致胰岛素抵抗、引发糖尿病，也较容易导致某些性激素的代谢异常而致与某些癌症有关。所以，从总体健康的角度或从防癌的角度都应该不但关注体重，也要关注体型。健康专家指出，我国男性的腰围宜控制在90厘米以下，女性则宜控制在85厘米以下。

如果已经超重，便应该减肥，减肥既是预防肥胖症、高血压、糖尿病、动脉粥样硬化的必要措施，也是预防大肠癌、乳腺癌等癌症的重要措施。

减肥的方法很多，但合乎生理并确实有效的方法有二项。一是控制饮食，切实减少脂肪的摄入量，也需减少淀粉类食物的摄入量，从而减少食物在体内生成的能量，以免当其消耗不完时转化为脂肪，使体重增加。二是增加运动，以使体内的脂肪转化为供应运动所需的能量。

欲达此目的当然需要有相当量的运动量才行。健康专家指出：对一般人而言，其所需之运动量可概括为“3、5、

7”，即：每次运动应在 30 分钟以上，每周至少需有 5 次一定强度的体育活动。所谓一定强度，是指活动要出些汗，心跳加快些才行。心跳加快的程度可以作为一个远动负荷的指标、专家们认为以运动后达到每分钟 170（即“3、5、7”之 7）减去年龄之数，即 40 岁者以 130 为适合，50 岁者以 120 为适合。若能持之以恒，当有益健康。但若为减肥，则应有较此“3、5、7”更强些的力度才好。至于强到何种程度，则应视各人之具体情况及执行之效果而定了。

减肥，亦有益于防癌。

56. 谨慎用药，亦与防癌有关

“是药三分毒”是中医同道提醒人们慎用药物的警语。药品是治病的工具，人生病了也许不得不用药，但是应该权衡轻重得失，是否必须？应用何药？多大剂量？用多久？皆需仔细斟酌。如今人们，尤其在我国，用药有偏多、偏滥的迹象，原因在于人们相信药用得多病好得快。

药物的毒性作用多表现为皮肤的损害，肝、肾的损伤等。明确有致癌作用的药物不多，因为若其有明确的致癌作用，则不应成为“药”。但是，也不尽然：

一是一些抗癌药有致癌作用，如癌症放射治疗所用之放射线本身即是致癌物质同一原理。一些癌症病人治愈后，可能会生第二种癌（即第二原发癌，并非是第一种癌复发或转移），其中即有可能与治疗第一种癌时所用之药的致癌作用有关。

二是用于器官移植、治疗免疫性疾病的免疫抑制剂，其能抑制人体的免疫功能，理论上便有促成癌症形成的可能，因癌症的形成与人体免疫功能的下降有关。

三是某些性激素的应用可增加“激素依赖性肿瘤”的发病率。

若说前两种情况尚难有绝对的定论，因为第一个癌治愈之后，比如他的胃癌治好了，此人可算是“正常的”人，他还吸烟，也可能再生肺癌，也许并不能归咎于治胃癌的药。一位因肾移植用了免疫抑制剂的人生了大肠癌，但也许不用免疫抑制剂，他也会生大肠癌，因其本属大肠癌之高危对象。何况当人已经生癌，或是做了器官移植时，用此类药物也只能“明知山有虎、偏向虎山行”了，好在这虎出来伤人的机会实在并不多见。

这第三种情况却不然。女性的更年期，因性激素水平的下降，会产生“更年期综合征”引起种种不适，甚至还有增加骨质疏松与心血管病的问题，于是便有了给予补充激素的治疗方法。这些情况本是体内激素不足所致，所以一旦给予补充，诸种不适尽消，固然是好，但却发现采用雌、孕激素治疗 5 年后的妇女，发生乳腺癌的风险增加了 26%。治疗更年期综合征却带来了乳腺癌的风险增加，实在得不偿失。如今的看法是如因病需切除双侧卵巢等情况确需补充激素时宜单用雌激素或选择适合的孕激素合用，而且治疗期亦不宜超过 5 年。万不能以为此种药物可以“永葆青春”而滥用。

由于癌症的形成是一个漫长的过程，涉及因素众多，所以确定药物的致癌性不易。但，“用药如用兵”确是应该慎之又慎的。

57. 良好的心理状况有助于防癌

世界卫生组织把健康定义为：躯体的、心理的及社会适应的良好状态。确实人的心理状况也是健康的一个重要内容，而且亦与防癌也有一定的关系。

曾经有人研究发现，说是：在吃饭的时候生闷气容易得胃癌。有人讥之曰：“若如此，则在大便时生闷气将得肠癌，睡觉时生闷气岂不是易得脑癌？”这当然是笑话，不过，心理学研究发现性格内向，感情不易宣泄的人，患癌症的几率确实是高些。性格内向，感情不易宣泄的人，有事闷在心里，遇到不如意的事自然容易“生闷气”，或许也确实比性格爽朗的人容易生癌。是否确是如此，当然值得进一步研究。不过长期情绪处于抑郁状态的人，免疫力下降，到是事实，而免疫力下降，则可能让癌症的萌发有了可乘之机也是肯定的。

所以为了防癌，应该有个良好的心理状态。心理的健康与身体的健康一样，是需要培养的。要养成健康的人生观，凡事进取，积极向上。待人宽容，助人为乐，知足常乐，心理状况自然就好，良好的心理状况能有助于防癌。

58. 保护环境，亦是重要防癌之举

癌症，比较学术性的说法是：遗传因素与环境因素相结合产生的疾病。这里所指的“环境因素”是指遗传因素以外的因素，包括饮食、烟酒等等，还包括遗传因素（基因）所处的，如人体内激素水平等环境。不过狭义的环境因素应指人类所生存的环境，如大气、水文、地质等等。

大气和水的污染历来是环保人士关注的对象。其中原因之一，便是大气和水污染可能是重要的致癌因素。不过，要确定大气或水中含有的某种物质为致癌物质或许并不难，但要认定癌症的病人即是因为吸入了大气中的、或饮用了水中的某物质而致癌却非常困难。因为一是致癌物质致癌需要漫长时间的不断积累，二是大气与饮水中事实上也常常含有其他已知的或疑似的致癌物，三是大气和水是流动的，人也是流动的，很难确定人究竟受到多少这种物质的作用。不过，从总体上来说，环境污染可以致癌，这件事是可以肯定的。

工业化国家因为燃料燃烧不完全，包括工业、交通运输业的废气使肺癌发生的危险性比非工业化国家高出30% ~ 50%。我国在工业化的过程中事实上也出现了这种迹象，我国城市肺癌的发病率明显高于农村地区，大城市的肺癌发病率更高。

环境的治理则可使肺癌高发的情况有所改善。由于空气污染得到了控制，据美国专家研究认为，如今美国人肺癌的病因大约只有1%归咎于大气污染。而吸烟及被动吸烟的危害则远大于一般的大气污染。

饮用水被工农业化学物品、生物因素污染，与癌症的发生有关。如砷污染可能与膀胱癌、肾癌等有关，水中藻类产生的毒素可能与肝癌有关等。

近年家庭装潢所放散之甲醛等物质，与癌症的关系受到关注。不过所谓迁新居后即因此而生癌之说，多难成立，因为致癌物的致癌作用需有一个漫长的过程。当然家庭环境对人的健康亦是相关的。

土壤中某些微量元素如硒、钼、锌等的缺乏，亦曾被注意到可能与某些癌症的发病有关。但相信这些微量元素的缺乏当不是这些癌症唯一的致病因素。试图补充某些微量元素以降低癌症发病率的研究已在一些地区进行中，希望若干年后能有结论。

一般环境因素中的电离辐射、紫外线照射等也可能与某些癌症发病率的增高有关，但对整个人群的影响远低于饮食因素、吸烟因素等。

59. 保护职业环境以防癌

与职业行为相关的癌，可称之为“职业癌”。查查癌症的研究史，职业癌却是最早被注意到的癌。英国工业化始自蒸汽机的应用，蒸汽机以燃煤为动力的来源，锅炉的烟囱需要经常清扫，当时多雇童工从事此项工作。后来英国医生玻特报告了这些童工成年后易患阴囊癌，是职业癌被关注之始。

放射科医师因接触放射线而易患白血病、钟表工人因接触放射性荧光物质易患骨肉瘤、染料工人因接触萘胺等化学物质而易患膀胱癌、某些从事石棉作业的工人及接触放射性氡的矿工易生肺癌等都曾经被研究证实。

如今由于工艺流程的改进及防护措施的加强，这些职业癌都已经成为历史。

不过，在工业化的进程中，有关部门仍应加强对职业环境的监督，努力消除职业致癌因素，保障从业人员的健康。

60. 打针防癌?

谈到预防疾病，人们很快会联想到打防疫针之事。

许多传染病因预防接种，即打防疫针而得以预防，甚至如天花竟因在人群中普遍种牛痘而被消灭。所以，人们也盼望着有朝一日能有防癌的针可打。那么究竟有无此种可能呢？可能性不能说没有，不过传染病的预防好办，只要找到病原体，比如天花的病原体是天花病毒，结核病的病原体是结核菌等等，将这些病原体灭活或减毒之后注入人体，便能刺激人体产生抵抗这些病原体的抗体，从而对天花病毒、结核细菌产生了抵抗力，以至可以避免患上这些疾病。但癌症的病因却不同，肺癌与吸烟有关，但无法打一针就让人能抵抗烟雾中的毒物，大肠癌与过量脂肪摄入有关，也尚无法注射对抗脂肪的疫苗。

不过也不尽然，有些癌症的发生确与病毒、细菌、寄生虫等生物因素有关。那么至少这部分癌症有无可能应用疫苗来预防呢？应该说是可以的。当然癌症是一个多因素性疾病，绝非单一的病毒、细菌、寄生虫感染所能概括。不过在这方面的探索是很有意义的。

人乳头状瘤病毒感染与宫颈癌的关系近年研究甚多，其中16、18两型人乳头状瘤病毒感染与宫颈癌的关系更是肯定。而且人乳头状瘤疫苗亦已研制成功，并已进入临床应用。人乳头状瘤病毒疫苗可算是人类防癌的第一支疫苗。

原发性肝癌在我国发病率甚高，其中95%以上为肝细胞癌。此种肝癌与乙型或丙型肝炎病毒感染有十分密切的关系。而乙肝疫苗能有效地预防乙肝病毒感染。故许多肿瘤学家都认为乙肝疫苗应该也是预防肝癌的疫苗。乙肝疫苗在我国应用至今已二十余年，预防乙型肝炎的作用肯定。近年已有报道称接种过乙肝疫苗的儿童、青年肝癌发病率降低。

人类癌症与病毒相关的还有：鼻咽癌、伯基特淋巴瘤及霍其金病与疱疹病毒相关；卡玻西肉瘤与人类免疫缺陷病毒相关；成人 T 淋巴细胞白血病与 I 型人类 T 淋巴细胞病毒相关；单纯疱疹病毒可能与阴茎癌有关等。这些肿瘤将来或许亦有可能采用某种疫苗来进行预防。

幽门螺杆菌是生在胃黏膜上的一种细菌，能产生毒素损害胃黏膜，导致胃炎与胃溃疡。胃癌常在胃炎与胃溃疡的基础上发生，幽门螺杆菌脱不了关系。世界卫生组织已将其列为致癌因子。至少有一种称为“胃黏膜相关性淋巴细胞性淋巴瘤”的恶性肿瘤与幽门螺杆菌感染的关系已经肯定，甚至杀灭幽门螺杆菌的治疗亦能使这种肿瘤部分消退。使用抗生素治疗即可消除幽门螺杆菌感染，但此菌易于反复感染而致难以彻底根除。抗幽门螺杆菌疫苗亦已在研究中，若能成功，使人建立了对幽门螺杆菌的免疫力或许有利于避免反复感染。而反复感染则是因环境卫生不良及与共餐的习惯有关。故改善环境卫生，提倡分食，亦是防癌之措施。

以往两广地区居民有以粪便喂鱼，并吃生鱼的习惯，致有华支睾吸虫病流行。华支睾吸虫是寄生在二级胆管中的寄生虫，其虫卵及虫体分泌物对小胆管上皮的刺激可引起小胆管上皮的慢性炎症、炎性肉芽肿，最终可导致癌变，引起原发性胆管细胞型肝癌。埃及血吸虫寄生在膀胱的蔓状静脉丛中，与膀胱癌有关。而日本血吸虫寄生于门静脉小分支中，其虫卵可逆流至直肠黏膜下，或可能与直肠癌有关。故预防此类寄生虫感染亦与防癌有关。

肿瘤学家们估计人类的恶性肿瘤中大约至少有1/5 ~ 1/4应该是与感染有关的。证明某些肿瘤与感染有关的意义是：可以借助于防治感染的成功经验防治肿瘤。当然某些肿瘤的发生虽与感染相关，但它们毕竟已经不是感染的本身，所以用抗感染治疗来治疗肿瘤，如前述用抗幽门螺杆菌感染来治疗胃黏膜相关性淋巴细胞性淋巴瘤的例子是不多的，但这些肿瘤既因感染而起，则避免感染应可以预防这些肿瘤的发生。

肿瘤能预防，自然是上上大吉之事。

61. 注重卫生亦关防癌

过去有些山区的居民由于缺水，不勤于洗澡、刷牙，个人卫生不良的结果是使患口腔癌、皮肤癌、阴茎癌的机会增多。如今生活条件改善，但也并非就没有问题，如口腔的卫生状况不好，牙坏了残根留着不去拔掉，总在那儿刺激口腔的黏膜，久而久之便有可能生口腔癌。阴茎包皮过长，又不清洗干净，这包皮垢就含有致癌物质，可能引起阴茎癌，还能引起配偶的宫颈癌，所以还得强调个人卫生，牙齿坏了留下残根，形成刺激的要拔掉。包皮过长不易翻转的要做手术切除。

性卫生不良，早婚、多产的妇女患宫颈癌的可能性大，我国提倡晚婚、实行计划生育，也带来了防癌的效果，使我国的宫颈癌的发病率明显降低。但不育又增加了乳癌与卵巢癌的危险，故时下有主张只结婚不生育的“丁克家庭”，从防癌的角度来说，亦不宜提倡。生了孩子不哺乳的妇女乳腺癌的机会多，所以提倡母乳喂养不仅是有益于孩子的健康，也有利于母亲的防癌。

性行为的紊乱，比如有多个性伴侣的女性，感染 16 或 18 型人乳头状瘤病毒的机会便多，患宫颈癌的机会也就增多；性行为不检点的男性，感染单纯疱疹病毒的机会多，患阴茎癌的机会也就增多些。性行为的紊乱还容易染上性病，若染上艾滋病，则常以并发肿瘤告终。所以为了防癌，也应该提倡道德的性行为。

有一些不良的习惯，比如嚼槟榔，容易引起口腔癌。寒冷的山区有些居民把火炉放在肚子上取暖，久而久之，腹部的皮肤被烫伤，甚至生皮肤癌。还有研究报道，食管癌高发地区的居民大多喜欢吃些很烫的东西，食管的黏膜被烫伤，反复地刺激，也是发生食管癌的可能因素之一。

防癌的事就是要从这些一点一滴的“小事”做起。

62. 防癌专家的建议

世界癌症研究基金会和美国国立癌症研究所的专家们在仔细研究了饮食及日常生活中诸多与癌症有关因素的基础上，向公众提出了以防癌为目的有关改善饮食和生活方式的建议。

主要内容有：

(1) 不吸烟。

(2) 以粗加工的含淀粉的食物为主食，食用各种蔬菜和水果、豆类的食品。

(3) 最好食用鱼、家禽等的肉类。牛、羊、猪肉的摄入量，每日宜在 80 克以下。

(4) 限制脂肪的摄入。

(5) 限制食用盐腌制的食品，限制烹调时及餐桌上盐的用量。

(6) 不要食用被霉菌毒素污染的食物。

(7) 不吃烤焦的食物。在火焰上直接烧烤的肉和鱼以及熏制的肉类少吃为妙。

(8) 食物中的添加剂、农药及其他残留物的水平应控制在安全限量以下，并有一定的监督管理。

(9) 建议不饮酒。

(10) 一般无须服用营养补充剂。

(11) 如果所从事的工作体力活动量较低，每天快走或类似的活动 1 小时，或每周有 1 小时较为剧烈的运动。

(12) 避免体重过低或超重。

上述建议是向全球人类提出的，不同国度、不同地区的人群可以根据实际情况作些调整。从建议的内容可以看出其研究的基础主要是发达国家的人群，不过，他山之石可以攻玉，也是很值得我们借鉴的。

63. 在河南林县的试验

对于致癌因素，人们应该努力使它不侵入人体，即所谓癌的一级预防。不过事实上并不可能完全做到。目前癌症的病因终究还没有完全弄清楚，可能还有些因素还没有掌握，而且目前已知的致癌因素又无所不在。太阳的紫外线可以引起皮肤癌，汽车排出的尾气当中也有致癌物质，柏油路上的沥青在烈日之下也会挥发出某些致癌物质来。要完全避免这些物质，只好不用汽车了，骑一匹瘦马，怕晒着太阳，只好乘着夕阳西下，柏油路不能走了，只能缓缓地行在山间的古道上，那不成了堂吉诃德式的人物了？所以，事实上人类目前还不能完全避免致癌物质侵入人体，况且还有些致癌物质本身即产生于人体之中。

那么能不能消除已经侵入了人体的致癌物质呢？即使不能消除，能不能降低其致癌的作用呢？理论上应该是可能的。比如，摄入人体的亚硝酸盐在体内遇到由蛋白质分解而来的仲胺，便会合成致癌物质亚硝胺，是食管癌、胃癌的致病元凶。但维生素 C 可阻断这一合成过程，阻断了亚硝胺在体内的合成，便可预防食管癌、胃癌。因此维生素 C 便可以称为食管癌、胃癌的化学预防剂。

不过问题并不那么简单，别以为吃了不新鲜的蔬菜里面含有的亚硝酸盐，同时吃一片维生素 C，就可以不合成致癌物质亚硝胺了。因为人体内消化、吸收的能力各不相同，何时合成亚硝胺并不明确，多少维生素 C 才能完全抑制亚硝胺的合成也不清楚。不过人们相信吃些维生素 C 之类的东西总是好的，于是有了在我国食管癌高发区河南林县的试验。这次大规模的试验，共计有 3 万多人被定为受试对象，虽然医学研究一般不能以人做试验，不过这回是给人吃维生素、补充微量元素，于理不悖，于是大受欢迎。研究人员将 3 万多林县居民分成 8 组，有的给吃维生素 C 并补充微量元素钼，因为该地土壤中缺钼，长出的庄稼也缺钼，吃这些庄稼的人便也缺钼；有的给吃维生素 A 加锌，因为缺锌亦可能影响人的新陈代谢；有的给吃维生素 B2 与另一种叫烟酸的维生素；还有一组给吃维生素E、贝他胡萝卜素还补充硒，因为该地土壤中亦缺硒。这样忙了7年，结果只有吃了7年维生素E、贝他胡萝卜素并补了硒的一组人与其他组的人相比胃癌的发病率降低了16%。而原本指望预防食管癌的目的并未达到。不过，歪打正着，降低些胃癌的发病率也是好事。

64. 化学预防，尚难有定论

美国国立癌症研究所30多年来一直致力于化学预防的研究。他们已研究了400多种化学预防剂，其中约25种正在进行着谨慎的人群试验。比如将乳腺癌手术后经检查没有淋巴结转移并雌激素受体阳性的2 000多位病人分为两组，一组给她们服用了一种叫他莫昔芬的化学药剂，一组没服，结果5年之内没服这药的有29人另一侧乳房也发生了乳腺癌，而服药的仅有13位发生了对侧的乳癌，证明了这个他莫昔芬能预防、至少是减少了乳癌手术后的病人另一侧再发生乳腺癌。其后的人规模研究证明此药在雌激素受体阳性的乳癌术后病人中连续服用5年者，乳癌复发的机会降低47%。不过，同时也发现在服用此药的人中，早期的子宫内膜癌似有增加，故目前又有几种新药在试验中，希望仅能降低乳腺癌而不增加子宫内膜癌的危险。

他莫昔芬是一种对抗雌激素的药物，能减少乳癌复发的机会。同样，人们相信对抗雄性激素的非那雄胺应可用于预防前列腺癌。

用阿司匹林预防结肠多发性腺瘤癌变的试验传出佳音：连续服用阿斯匹林 5 年后直肠癌的发病率降低了 37%。但用贝他胡萝卜素及维生素 E 预防重度吸烟者发生肺癌等的试验却无肯定的结论。

肝癌与乙型肝炎、丙型肝炎病毒感染有关。以核苷类药物治疗乙型肝炎，使病人体内的病毒量减少，已有报道在此类病人中肝癌的发病率下降，亦可视为一种化学预防。同样，以化学药物消除幽门螺杆菌感染，而减少胃癌的发病率亦属此例。

用化学的方法防癌应该是理想的。不过癌的问题是复杂的，恐怕除了与感染因素相关的或与性激素水平相关的癌症以外，指望服些药片就能防癌恐不现实。

65. 关于癌的 3 个三分之一

预防致癌物质侵入人体，消除侵入人体的致癌物质，都有可能减少癌的发生。但是要杜绝致癌物质侵入人体尚属不易，对侵入人体的致癌物质亦尚难彻底消除，换句话说要做到保证绝对不生癌，看来还办不到。那么不得已而求其次，如果生了癌能不能都治好呢？以今日的科技水平来看，应该是有可能的。关键是要早期发现、早期诊断、早期治疗。

世界卫生组织癌症专家咨询委员会的报告说："1/3 的癌症是可以预防的，1/3 的癌症如果早期发现可以治愈，1/3 的癌症经过积极的治疗是可以延长生命、减轻痛苦的。"也就是说，按照目前的水平人们起码可以预防 1/3 的癌症，剩下 2/3。换句话说，人仍然难免是会生癌的，但是如能早期发现，早期治疗，也是可以治愈的，至少有 1/3 的癌是如此。因此，肿瘤学家就把早期发现、早期诊断、早期治疗也称为癌的"二级预防"，在其发作之前将其治愈，也即预防了癌的临床发作，所以也称为"临床预防"。

临床预防的关键是早期发现，因为只有发现了问题才会进一步诊断、治疗。问题是癌症的早期没有典型的症状，甚至毫无症状。而如今人们疾病诊疗的模式是"不舒服的时候找医生看看"，舒服着呢，找医生看什么？这个医疗的模式，古今中外皆是如此，对于感冒、肺炎、肠炎、腹泻可以，发热了、咳嗽了、肚子疼、拉肚子了找医生看看，弄点药吃可以，但癌症不行。癌症早期没有症状，一旦产生了症状，严格说来都已经不是早期了，治疗的效果当然不好，所以对于癌症的早期发现来说，是要"舒服着"的时候就要检查。

66. 癌症筛查的原则

"舒服着"的时候就要检查。问题来了，大家都舒服着啦，总不能人人都上医院检查癌。而且各种癌症的检查方法不同，查肺癌要拍 x 光片、查胃癌最好做胃镜、查肝癌做超声波……也不能各种检查方法都用上。都查、都用，查癌的人和医院都受不了。

幸好，肿瘤专家们研究发现：原来生癌这件事情并非人人机会均等，有的人比较容易生这种癌，有的人比较容易生那一种癌，有的人或许不容易生癌。于是将容易生某种癌的人称为某种癌的“高危对象”，那么这种人应该定期就易患的癌症进行防癌检查，即癌症筛查。

由于癌症筛查是一种针对“无病”人员的群体性的检查，因此需要从社会学、卫生经济学的角度来考虑其社会影响及“投入与效益比”等问题。前者如民众对检查接受的程度、是否会引起恐慌等，后者即人力、物力的投入与产生之效益（如查出癌症并治疗获良效者数量）之比。因此，对癌症之筛查有下列原则：

(1) 应进行筛查的是高发而一旦自行发作后果严重，但查出能后有有效治疗方法的癌症。

(2) 此癌症应有较为明确的高危人群范围。

(3) 此癌症应有适合的筛查方法。其中包括：

① 筛查方法相对简单、花费较少和易为受检查人所接受。

② 筛查方法应能在癌症早期即出现阳性结果，即能早期发现癌症。

③ 筛查方法应有较高的敏感性，即很少遗漏癌症和有较高的特异性，即检出阳性者基本皆是癌症。

符合这些原则的癌症可以进行以早发现为目的的筛查。当然，这些条件是相对的，随着经济的发展、科技的进步和民众科学知识的普及、对防癌筛查接受程度的提高，许多高发的癌症已皆可进行筛查。

67. 如今我国癌症筛查的现状

既然人或许仍难免会生癌，而且癌症后果严重，唯早期发现有可能将其治愈。这个说法让人们对癌症的早期发现充满期望。在貌似正常的人群中以查出早期癌症为目的检查称为癌症的“筛查”。如今癌症的筛查在我国一些经济较为发展的地区，已逐步开展，并逐步为民众所接受，但也存在一些情况，问题与解决方案如下：

(1) 通常是在体格检查中包括了若干癌症筛查的项目，比如肿瘤标志物检查、肺部 X 线检查、肝超声检、乳房及妇科检查等，总体上讲是很好的。但缺点有二：一是通常的体检是每年一次，而对发早期癌症而言，除个别肿瘤如宫颈癌等外，最好是每年两次。二是缺少针对性，如胃肠肿瘤的高危对象还应包括内镜的检查。解决之法为：对各种癌症的高危对象而言，每年除一次例行的体格检查外，在体检 6 个月后应主动去医院作一次有针对性的检查。

(2) 将有些医疗检查项目如派特 CT（PET−CT）等用于肿瘤筛查，让受检人并无必要地接受较多的射线，而有“过度诊断”之嫌。

(3) 有些非正规医疗机构以验尿查癌、电脑查癌等说法误导民众，查出假阳性（检测结果阳性，但实际上无癌）的结果，造成群众不良的心理影响，有关部门应加强管理。

(4)“机遇性筛查”即在临床医疗过程中，遇到某种癌的高危对象来诊，应对其进行该肿瘤的筛查。但部分医师对此认识不足，或对来诊的高危对象不作相关筛查，或对非高危对象一律皆作了相关的肿瘤筛查。故医务人员亦应该提高对肿瘤筛查的认识。

(5) 应鼓励癌症的高危对象定期主动去医院作相关检查。

68. 应重视“癌的前兆”

高危人群或高危对象是从发病因素方面来考虑的易患某种癌症的人员，包括了他的遗传背景、行为嗜好，当然也包括了某些疾病。一些本身属于良性的疾病，但与癌症关系密切，它们很可能便是癌的前兆。当然，它们还不是癌，既然不是癌，治疗起来就方便，治愈了不是癌的病，预防了癌的发生自然是事半功倍之好事。

一些疾病与癌症关系密切，如：慢性萎缩性胃炎、久治不愈的胃溃疡、胃息肉、残胃炎、恶性贫血等与胃癌关系密切；大肠息肉与结肠癌关系密切；慢性囊性乳腺病与乳癌关系密切；口腔黏膜白斑与口腔癌、外阴白斑与外阴癌关系密切等等。这些疾病虽然大多并不演变为癌，经过积极治疗亦可治愈。但它们确有演变为癌的可能性，所以亦可将这些疾病称为癌前状态。

有些疾病与癌症关系也很密切，如乙型肝炎丙型肝炎与肝癌关系密切；慢性宫颈炎与宫颈癌关系密切，但一般并不称它们为癌前状态，因为这些病在我国发病率甚高，而癌变率相对较低之故。癌变是一个病理的过程，在病理学上一些病理变化较正常组织或其他病理变化更容易癌变。这种病理过程便称之为癌前病变，如胃黏膜上皮的异型增生、肠型化生；宫颈上皮的异型增生；乳腺导管的异型增生等等。虽然它们大多仍可恢复正常，但确也有一部分在此基础上发生癌变。癌前状态与癌前病变常常见于同一病人，如慢性萎缩性胃炎合并胃黏膜上皮异型增生等，当然癌变的机会便会更多一些。所以世界卫生组织也建议将这两种情况合称为“癌的前兆”。

癌的前兆皆可治疗，治愈癌的前兆也就不会生癌，一时治不好的则应密切随访，防其癌变，若能预防癌的前兆发生自然更好。

69. 增生、间变与癌何干

增生，增加了细胞或细胞间质的数量。常由于慢性炎症、体内激素失衡、甚至慢性机械性刺激所造成。如扁桃体增生肥大、男性乳房肥大、足底的胼胝等等都是良性的增生。当病因消除后多数会停止增生，有的还会逐步消退。异型增生又称不典型增生或间变，大多数发生在上皮组织，因炎症等刺激因素而引起。它们与一般增生不同，有癌变的可能性，但它们又不同于癌的恶性增生，因为终究还不是癌，所以称之为间变，“间”是介于良性与恶性之间的意思。病理学家一般将异型化生分为轻、中、重三度。轻度异型增生经过有效的治疗或刺激因素解除可以转为正常；中度异型增生经过治疗仍可向轻度乃至正常转化，当然也会向重度发展；重度异型增生则向癌转化的机会较多，一般皆宜考虑手术切除等治疗，以绝后患。

是否存在异型增生？是何种程度的异型增生？对于判定是否有癌变的可能关系重大。而这需要将活体的组织制成病理切片在显微镜下观察才能确定。这就是在作胃镜、肠镜等内镜检查时常常需要做活组检查的原因。

癌的前兆也罢、癌前状态也罢、癌前病变也罢，它们都还是“癌前”，并不是癌，它们也不一定变成癌，应该说它们多数并不变癌。所以，病人不必紧张。但它们毕竟是“癌”的前兆，有癌变的可能，而且比其他情况癌变的可能性更大一些。所以，必须认真对待，积极治疗，密切复查，以防万一。

70. 早期发现给治愈癌症带来希望

肝癌是一种严重的病，早年的书中称它为“生存期平均三个月的急转直下的绝症”。虽然手术可以切除肝癌，但病人确诊时大多已经属于晚期，外科医师无用武之地，内科医师束手无策。但早期发现给肝癌病人带来了希望，始于20世纪70年代初的利用检测甲胎蛋白与超声波的肝癌筛查，查出了一大批早期肝癌的病例，其中有的病人肿瘤只像花生米一样大小，作了手术切除后，至今仍然生存，他的肝癌事实上已经被治愈了。

考核癌症治疗效果是统计其治后的5年生存率。即在治疗后5年仍生存的病人占治疗病人总数的百分率。据复旦大学肝癌研究所的报告：经肝癌筛查发现的早期肝癌病人，经手术切除肿瘤后的5年生存率为72.9%。再加一点儿，到75%就是3/4，换句话说，只要能早期发现，早期诊断、早期治疗，4个肝癌病人就有3个活过5年，其实癌症病人活过5年的，很多就可以长时间地活下去了，也就是事实上治愈了。

日本用胃镜检查胃癌的高危对象，查出来的胃癌甚至小到只有 2 毫米直径，这种“微小胃癌”尤其是局限在黏膜层的“原位癌”，治疗以后的五年生存率甚至达到 99%，可以认为全治好了。

美国前总统里根在总统任上几次发现结肠息肉癌变，他患有结肠息肉症，定期作肠镜检查，一旦发现癌变立即治疗，一治就好。一般治疗之后他在他的避暑山庄戴维营休息一周，便又去做他的总统去了。里根先生后来的问题不是结肠癌而是老年性痴呆，他的结肠癌没有问题了。假设他不知道定期检查的道理，等到结肠癌长到肚子痛、肠梗阻，或是大出血或是转移到肝脏出了黄疸，就完全是另外一回事了。

生命对于人来说只有一次，有了防癌的意识，按照科学的方法去做，生命可能就在不经意中获得了保障。

71. 从多发难治到少发易治

癌症如今是一个常见病，多发病，而且发病率在许多国家，也包括我们中国还在不断地上升。癌症很难治疗，一旦到了晚期，真是“神仙难下手”了。也就是说癌症如今的形势是“多发、难治”。

全世界投入癌症研究的经费惊人，用于救治癌症病人的费用更如天文数字。多少科学家废寝忘食、多少医生夜以继日在与癌症做斗争。人们无不希望有朝一日能够攻克癌症。我们国家在20世纪的50年代就曾经提出“要癌症让路”的口号，到了70年代又有“一定要攻克癌症”口号，尽管在今天看来这些口号缺少科学基础，但是这也反映了广大民众的愿望。可惜的是癌症至今没让路，也没被攻克。

这几年基因研究的成果又让人们重新燃起了战胜癌症的希望之火。癌症是一个多基因遗传易感性疾病，的确与基因有些关系。因此人们寄望于基因治疗，把癌细胞的基因换掉，换上好的基因，癌细胞不就变成正常的细胞了吗？从理论说是不错的，但是要知道一种癌症涉及的基因甚多，我们现在还远没有弄清楚，就算弄清楚了又怎么能保证人体内所有的癌细胞里的基因都能准确地被换掉？

美国关于癌基因的研究要比别国深入得多，但是他们心中有数，美国国家癌症研究院对于战胜癌症提出的目标是：“少发、易治”。希望把癌症从常见病变成少发病，若干年后很少有人得癌症了，即使生了癌也容易治了。

美国这样提出是有根据的，美国10种最常见的癌症中的6种，近几年来发病率已经不再增加，甚至逐步下降了。说到肺癌，目前世界各国肺癌的发病率都在不断增加，尤其是在发展中国家，我国亦是如此。美国在20世纪90年代之前，肺癌的发病率也是逐年上升，到1996年以后开始下降了。进入 21 世纪后西欧国家的肺癌亦开始出现这种下降的迹象。归功于基因研究的成果吗？不是。美国国家癌症研究院的报告明确说是：以控烟为代表的生活行为改善的结果。美国的烟民在 20 世纪 60 年代约占全国人口的 46%，经过不懈的努力，到了 90 年代只剩下 24%了，几乎下降了一半。加上诸如脂肪饮食的控制等生活行为的改善，使得美国的几种主要癌症的发病率开始下降了。而由于推行防癌检查，美国的癌症病人早期发现的多了，治疗起来自然就容易了，治疗效果自然就好了。美国人提出了“少发、易治”的具体目标，是到 2020 年使美国癌症的发病率下降 25%，死亡率减少 50%。看来应该是有可能的。

72. 其实我国也有经验

“少发、易治”并非空穴来风，其实我国也有这方面的经验：宫颈癌在 20 世纪 50 年代初曾经是上海妇女的第一位癌症，发病率很高，发现也晚，治疗效果很差。但是经过半个多世纪的普查、普治，治好了慢性宫颈炎，加上计划生育政策的推行，也就同时有利于预防宫颈癌，如今宫颈癌在上海妇女中发病率从第 1 位直落到第 8 位。宫颈癌现在在上海市民中真的是少见了，而且即使发现的宫颈癌也都是早期，做个手术，就解决了，这不就是典型的“少发、易治”么。

也不只是上海，其实全国各地的宫颈癌也都“少发、易治”了。也不只是宫颈癌，我国的食管癌也“少发、易治”多了。最近 2015 年 4 月上海市疾病控制中心的报告说：上海肿瘤发病率的增长，与人口结构的老龄化有关，若去除人口增龄的因素，上海市肿瘤发病率的增长近年已趋平缓，而治后 5 年生存率则有显著的上升。这个报告透露了一个重要的信息：如今看到的肿瘤确实是多了，但这个“多”是因为老年人多了引起的，因为老年人容易患肿瘤，并非是肿瘤真正的多了。老年人多了，说明社会安定，医药发展，是应该欢迎的，谁不希望自己的父母长寿，希望自己将来也长寿。假如去除这个因素，上海市肿瘤发病率的增长就趋于平缓，说明有了“少发”的迹象，5 年生存率的上升，则是说明治疗的效果好了，也就是“易治”。上海市疾病控制中心的报告明确指出：说明多年的肿瘤防治措施，开始逐步发挥作用了。在如今如严冬般一片肃杀的癌情中，上海市疾病控制中心的报告给人们吹来了一丝春风，这一丝丝的春风尚不足以消除漫天的冰雪，但是春风终究是来了，桃红柳绿也必定是可以期待的了。

“少发、易治”的基础就是预防。少发，要靠健康的生活行为，避免致癌物质侵入人体，癌症自然就少。易治，要靠防癌意识，定期检查，早期发现，就易治了。

每年的 2 月 4 日被世界卫生组织定为“世界癌症日”，

其目的在于引起各国政府对于癌症的重视，宣传防治癌症的知识。2015 年世界癌症日的口号便是“癌症防控目标，实现并不遥远”。斯言是也。

不必“谈癌色变”，癌症可以预防，关键在于自己。

十种常见癌症可防可治

——应该能预防，必定可治愈

将我国各种癌症的死亡率从高到低的排列，肺癌占第一位；将各种肿瘤的发病率从高到低依次排列，肺癌仍占第一位。所以说肺癌是我国的头号癌症，名实相符。肺癌的数量占了我国所有癌症的1/5，更糟糕的是我国肺癌的发病率还在增长中，还甚难指望下降。

73. 肺癌：我国的头号癌症

将我国各种肿瘤的发病率从高到低排列，肺癌占第一位；将各种肿瘤的死亡率从高到低排列，肺癌仍占第一位。所以说肺癌是我国的头号癌症，名实相符。肺癌的数量占了我国所有癌症的17%，更糟糕的是我国肺癌的发率还在增长中，近期难望下降。

肺癌的全称应是支气管肺癌，这表明：许多的肺癌事实上是发生在肺内细小的支气管上皮的，发生于肺段以上的支气管上皮的称为中央型，发生于肺段以下的支气管上皮的称为周围型。在病理组织上分“小细胞性肺癌”和“非小细胞性肺癌”两大类，后者再分鳞癌、腺癌、腺鳞癌、未分化大细胞癌等。

肺癌之中以中央型鳞癌最多，并多见于男性吸烟者。此类肺癌与吸烟关系密切，病人中95%为嗜烟者。女性患者肺腺癌稍多，发病与被动吸烟等因素相关。

肺癌的症状常以咯血为先，肺部CT检查为必要之诊断检查。由于小细胞性肺癌与非小细胞性肺癌在治疗之策略上有别，最好在治疗之前能通过痰液细胞学检查、支气管镜检查、胸腔镜检查等取得病理诊断加以区分。

非小细胞性肺癌以手术切除为首选之治疗方案，放疗、化疗次之。近年的靶向治疗，在非小细胞性肺癌的治疗中取得令人瞩目的成绩。小细胞性肺癌由于易于转移扩散，故应以化疗为先，而小细胞性肺癌对化疗恰好颇为敏感，再辅以手术、放疗等亦常有疗效。

吸烟是肺癌明确的致病因素，故控烟为预防肺癌之根本。其他如大气污染、小环境污染等亦当重视治理。吸烟（包括被动吸烟）与肺癌之间有“剂量—效应关系”，即吸烟越多发生肺癌的风险越大，故对吸烟者而言必须强调戒烟之事。

由于多数非小细胞性肺癌以手术切除为首选之治疗方案，并有可能获得长期生存。故肺癌的早期发现自是人们之期望，但以往的胸部 X 线拍片检查，似仍难符众望，近年推出低剂量 CT 检查对发现早期肺癌颇见成效。凡吸烟者及其他肺癌之高危对象，人到中年之后，最好每年能作一次此种检查。不过，此种检查亦会检出许多非癌的小结节，需仔细鉴别与密切随访检查。

74. 肝癌：多见于我国的癌

肝癌分两种：一种为原发性肝癌，即原本发生在肝脏里的癌；另一种原是其他器官的癌，后来转移到肝脏里来，故又称转移性或继发性肝癌。犹如一是土著、一是移民。通常所称肝癌是指原发性肝癌。这原发性肝癌在病理学上又分两种：肝细胞癌与胆管细胞癌。前者由肝细胞恶变而来，后者由肝内小胆管细胞恶变而来。由于前者占绝大多数，故通常所称肝癌即指肝细胞癌。

肝癌好发于东南亚、非洲南部地区。我国东南沿海一带肝癌甚为高发。据世界卫生组织报告，全球每年发生肝癌约56万例，其中居然过半发生在中国。肝癌在我国为发病率居第三，死亡率居第二位的癌症。

肝癌的症状为：疲乏、肝区不适、食欲不振等等，但早期皆无症状。肝癌病人有时可摸到肝区的肿块、有黄疸、腹水等，但早期皆无。

肝癌之诊断近年有大进步，验甲胎蛋白（AFP）如数值甚高，诊断肝癌颇为准确，结合影像学检查，如超声波、CT、磁共振等，甚至小到直径1厘米的癌结节皆可确诊。

肝癌的治疗近年亦有很大的发展，不过总体上说来，仍以手术切除为首选之治疗方案，对早期发现的肝癌、手术切除有可能带给病人以根治的希望。对不能作手术切除者，射频治疗、介入治疗、放射治疗皆多有效。

肝癌与乙型肝炎、丙型肝炎病毒感染有密切的关系，在我国更主要是与乙肝病感染相关。近20多年来我国推行乙肝疫苗的接种，已经让约 8 000 万人避免了乙肝病毒慢性感染状态，相信再过 20 ~ 30 年，我国的肝癌必将减少。

肝癌的发生还与嗜酒、饮食中摄入黄曲霉毒素过多等有关。故预防肝癌除应大力推进乙肝疫苗的接种外，还必须控制饮酒与强调食用新鲜的食物等。

对于已受乙肝、丙肝病毒感染者，应积极进行抗病毒治疗，或可减少肝癌发生之机会。此类病毒感染者 40 岁（在肝癌高发地区 35 岁）后，更应注意每半年作一次包括肝脏超声波与甲胎蛋白的防癌检查。

75. 胃癌：早发现不难治愈的癌

胃癌曾经是我国发病率占第一位的癌症，如今这个“第一”虽然让位于肺癌，但仍是我国发病率居第二位，死亡率居第三位的癌症。

胃癌常以上腹部不适、食欲不振或消化道出血为主要症状。胃镜检查是诊断胃癌最为直接、有效之法，而手术切除则为胃癌主要的治疗方法。

胃癌的发病因素较为复杂。多食盐腌制的及其他久贮存的蔬菜、肉类等食物中的亚硝酸盐、胺类物质在人体内合成的亚硝胺是一类肯定的致癌物质；寄生于胃黏膜下的幽门螺杆菌也认为是致癌因素；胃癌更与许多胃部疾病有关，这些疾病包括：胃溃疡、萎缩性胃炎、胃息肉及曾作胃大部切除后的残胃等。所以预防胃癌须从多方面入手，如：不吃或少吃腌制的、不新鲜的食物；提倡分食制，避免共餐带来幽门螺杆菌的感染；积极治疗胃部的疾病以及对这些疾病作定期的监测检查。

胃镜检查是诊断胃癌最为直接的办法，而胃镜检查在我国已经逐步被民众接受，故凡胃癌的高危对象，人到中年之后，最好能每年进行一次胃镜的检查。用胃镜在胃癌的高危对象中筛查胃癌，据日本的经验，甚至能发现直径只2毫米的“微小胃癌”，其中且多尚局限于黏膜层的“原位癌”，原位癌是表示这癌还在原地、尚未侵入黏膜下及血管、淋巴管之癌，甚至可通过胃镜进行之手术将其切除，术后的5年生存率可达99%，有理由相信这些病人事实上已被治愈。

幽门螺杆菌感染在我国十分常见，在一般人群中感染率甚至高达60%～70%，由于存在反复感染的可能，并有报告指出：根除幽门螺杆菌有可能增加食管下端肿瘤的发病率。故目前认为若无慢性胃炎、胃溃疡存在，可不治疗幽门螺杆菌感染，因为终究尚未确定幽门螺杆菌可单独引发胃癌。

在胃癌的预防工作中，“残胃癌”问题应引起重视，残胃癌是指因良性疾病曾作胃大部切除术后残留胃发生的癌。有报道胃大部切除术后10年残胃癌发生率可高达5%～10%，远高于胃溃疡的癌变率，而曾作胃大部切除术的人多以为“胃已切除”而疏于防范，故对曾作胃大部切除术者发生上腹不适症状时，更应积极考虑胃镜检查。

76. 食管癌：在我国开始减少的癌

食管癌在我国的发病率曾居各种癌症的第二位，如今则已降为第四位。

食管癌以进行性、即越来越严重的吞咽困难为主要表现。食管镜检查为最直接、有效的诊断方法，手术切除为主要治疗方法。对于中、上段的食管癌亦可考虑作放射治疗。

食管癌的发病认为与饮食有密切的关系：长年进食不新鲜的蔬菜，在体内容易形成致癌物质亚硝胺；喜欢吃很烫的食物，以致食管黏膜被反复烫伤；缺少足够的蛋白质及新鲜蔬菜、水果的摄入；嗜酒、吸烟等。近年我国食管癌发病率的下降多认为是与经济发展，人们蛋白质及新鲜蔬菜、水果摄入增多有关。这也从一个侧面证明了癌症的发生确与人们生活行为相关，建立健康的生活方式可以防癌。预防食管癌除应有健康的饮食习惯外，戒烟、限酒亦极为重要。

以往曾有将“进行性吞咽困难”作为食管癌发生的“信号”之说，实际上“进行性吞咽困难”的症状实在已非早期食管癌的表现，似应修正为“与进食有关的胸骨后不适”，即在咽下食物时感到的胸骨后的不适，当食物通过后或稍饮水后即自行缓解的症状。尽管有这一症状不一定即是食管癌，但若无可以解释的原因，如喝过烫的液体或烈酒等，并已持续数日不见改善者，便应就医检查。

77. 肠癌：与脂肪饮食关系密切的癌

肠癌，应该说是大肠癌，或更准确地说是结肠与直肠癌。随着我国的经济发展，我国民众的脂肪摄入量大增。而随着脂肪摄入量的增加我国的一些癌症，如肠癌、胆囊癌、胰腺癌、乳腺癌、前列腺癌及子宫内膜癌等皆有相应增加。而在这些癌症中肠癌尤指结肠癌、与高脂肪饮食的关系最为密切。脂肪的消化吸收须要胆汁酸的协助，高脂肪饮食使肠道内胆汁酸大量增加，胆汁酸在肠道内细菌的作用下形成具有致癌、促癌作用的二级胆酸，作用于肠黏膜引发癌变。以上海为例，近 30 年肠癌的发病率翻了两番。

肠癌的症状有腹痛、便血、排便的规律或性状改变等，在直肠部位的癌症多以便血为主要症状。粪便隐血试验持续阳性、验血发现癌胚抗原（CEA）增高对肠癌的诊断有提示的作用，应先作“直肠指诊”（即医师以手指探入直肠的检查），如未发现异常应进一步作肠镜检查以求确诊。

肠癌的治疗以手术切除为主，甚至已有肝转移者，如患者情况尚好，仍可作切除术，以免日后发生肠梗阻或大出血等情，至于肝转移部分再作相应处理，有时亦有较好的效果。直肠癌，以往距肛门 8 厘米以内者，皆需作人工造口（即人工肛门）术，术后会在一定程度上影响患者的生活质量，如今技术进步，多能保留原肛门，但如必须作造口术时，患者宜以积极之态度对待之。

预防肠癌应注意控制脂肪饮食，少食红肉（牛、羊、猪肉等），少静坐多运动，保持适合的体重。50 岁以后宜每 5 年作一次例行肠镜检查。

结肠癌中有部分由家族性结肠腺瘤性息肉症转化而来。家族性结肠腺瘤性息肉症为遗传性疾病，此类病人成年以后发生肠癌的几率在 50%以上，故宜每年作肠镜检查。其他属于肠癌高危对象者，每年皆应作粪便隐血试验与癌胚抗原检查，并积极考虑作肠镜检查。

直肠癌之症状常与痔病（痔疮）混淆，而病人亦可原有痔病，故常不引起患者的注意而延误诊断。因此凡有便血者皆应接受直肠指诊，有时一举手之劳便可使直肠癌得以及时诊断。

78. 胰腺癌：如能早发现仍旧有希望

胰腺癌近年发病率增加，且治疗效果不佳，故民间有“癌王”之说。

胰腺在胃之后，状若柳叶，有外分泌与内分泌双重功能。胰腺分泌胰液经胰管进入肠道帮助食物的消化吸收，而内分泌功能主要是分泌胰岛素，为糖类物质代谢所必须。

胰腺癌的病因尚不明确，发病常与高脂肪饮食、吸烟、嗜酒等有关。

胰腺癌可分胰头癌与胰体胰尾癌两大类，这两类胰腺癌的临床表现不同：胰头癌常以梗阻性黄疸为首发症状，故尚较易发现，胰体胰尾癌多无黄疸，而以消瘦、疲乏、食欲不振等不典型症状起病，故常不易引起重视，诊断更容易被延误。

肿瘤标志物 CA199 明显增高时对胰腺癌的诊断有提示作用，确诊需赖 CT 或磁共振检查。手术为首选之治疗方案，由于不易获得早期诊断，手术切除率不高。放射治疗对胰腺癌亦有一定的疗效。

控制脂肪饮食，戒烟、限酒有助于预防胰腺癌。突然发生无痛性梗阻性黄疸及无明显原因的食欲不振、疲乏、消瘦等皆应警惕此病。

糖尿病与胰腺癌的关系近年颇引人瞩目。以往医学界多关注糖尿病引发的感染、代谢紊乱及神经、血管方面的并发症。近年由于治疗的进步，糖尿病人生命显著延长，与糖尿病相关的癌症发病率亦显著增加，其中尤以胰腺癌为然。究其原因可能糖尿病与胰腺癌同以胰腺的慢性炎症为基础，或糖尿病人体内过多的胰岛素生长因子促进了胰腺细胞的癌变，也还有可能因胰腺癌破坏了胰岛，使胰岛素产量下降而发生糖尿病。总之，从糖尿病诊断成立时起，即应该关注癌症，特别是胰腺癌的防范。

胰腺癌虽说早期症状多不典型，但也并非毫无症状，一旦有可疑症状便应及时检查：一般可先查肿瘤标志物CA199，若有明显增高，或患有糖尿病、嗜烟酒者，皆宜作CT或磁共振检查以及时明确诊断。胰腺癌切除术属腹部外科的大型手术，不过近年已逐步普及，许多医院皆能施行，为胰腺癌病人带来福音。事实上胰腺癌只要早期发现，手术切除后仍可有望长期生存。

79. 乳腺癌："红颜之恼"

乳腺癌，人称"红颜杀手"，其实乳腺癌只要早期发现，多数皆可治愈。称之为"杀手"并不准确，或许称为"红颜之恼"更确切些，因为它只是给"红颜"们添了许多麻烦。

尽管从全世界的范围看来，亚洲各国妇女乳腺癌的发病率远低于欧美国家，但在我国，乳腺癌仍为妇女发病率最高的癌症，每年新发病例21万，估计到2030年前后可能达到每年新发23.4万例。

乳腺癌的发病有较其他癌症更为明确的遗传背景，性激素的失衡是乳腺癌发病的主因。多进脂肪饮食、肥胖、未生育或未哺乳、月经来潮早、行经年份长等为发病的辅助因素。

乳腺癌多以乳腺部位出现肿块为主要症状，少数以乳头溢液为首发表现。有经验的医师手检、超声波及乳腺钼靶摄影为主要的诊断方法，确诊须作病理切片检查。手术切除为必需的治疗手段，其他的治疗皆属辅助治疗。

强调手术切除为“必需的”，是因为手术切除有较大的可能性治愈乳腺癌。在一定的意义上说，放弃手术等于放弃生命。近年开展的保乳手术，前提是早期诊断，早期乳腺癌可采用只切除肿瘤的保乳手术，肿瘤仍是须要切除的。乳腺癌的手术从“根治术”、“超根治术”到“保乳手术”，能大幅度地减少手术的创伤，也更容易为患者接受。

乳腺癌是一种“激素依赖性肿瘤”，术后的内分泌治疗也十分重要。近年分子生物学的研究发现乳癌组织中的雌激素、孕激素受体，能使内分泌治疗更加有的放矢。此外还发现了一种名为“表皮生长因子受体”（Her−2）的受体，若有此受体可采用“曲妥珠单抗”等靶向药物治疗，效果更是提高。乳腺癌病例中有这些受体的约 80%～90%，若能早期发现并手术切除后、辅以相应的治疗，多可长期存活、甚至治愈。

少数基底细胞样癌，俗称“三阴（指雌激素受体、孕激素受体及表皮生长因子受体皆阴性）”乳腺癌，术后酌情采用放、化疗，只要是早期发现、彻底切除者亦有较好的疗效。

乳腺癌的筛查是乳腺癌早期发现的必经之路，尽管对许多癌症的筛查学术界尚或有异议，但对乳腺癌筛查的价值则一致公认。世界卫生组织的一项报告中指出：乳腺癌筛查使乳腺癌的死亡率降低了 20%，欧洲的一项研究报告称：乳腺癌死亡率的下降、1/3 应归功于筛查。

国外乳腺癌筛查大多数的做法是 50 岁以后的妇女每两年一次作乳腺钼靶摄影检查。我国 2012 年启动的“城市癌症早诊早治项目”中关于乳腺癌筛查的做法是：对 40 ~ 69 岁的城市妇女先通过问卷确立乳癌高危对象，对 40 ~ 44 岁的高危对象进行超声检查，对 45 ~ 69 岁的高危对象作超声与钼靶摄影检查。

其实，应提倡妇女们学会自检乳房。在每次月经后一周，先对镜观察乳房的外形，乳头有无高低、下陷、乳晕部皮肤呈橘皮样变化等，再平卧以掌心顺时针方向平抚乳房、检查有无肿块。若有任何可疑之处应请医师复查。若为乳癌高危对象者，除自查外，35 岁以后或更早些，每年应请医师检查及作超声波检查，必要时加作钼靶摄影检查。

男性亦可患乳腺癌，虽其发生率只为女性的百分之一，但多被忽视而发现过晚，故男性亦应关注乳癌预防之事。

乳腺癌是一种可望治愈之癌，若能早期发现，治愈的机会更多。

80. 宫颈癌：第一个可以用疫苗预防的癌

宫颈癌曾经是我国妇女甚为高发的癌症，由于妇女保健工作的推进，亦是由于我国推行晚婚、少育的计划生育政策，宫颈癌在我国的发病率有大幅度的下降。不过，近年则又似有升高之势，值得引起注意。

宫颈癌的首发症状常是性交后不正常的阴道流血，或有血性白带，绝经后阴道出血等情。经医师检查，取可疑组织作病理切片即可确诊。早期病例可作手术切除，术后多能长期生存，事实上也可治愈。稍晚不适合手术切除的病例可作放射治疗，亦有颇好的疗效。

宫颈癌常在慢性宫颈炎的基础上发生，如今已明确宫颈癌的发生与人乳头状瘤病毒、特别是其中16、18两型的感染有关。以往所指早婚、多育、有多个性伴侣等，实际上是这种生活行为增加了感染人乳头状瘤病毒的风险而已。人乳头状瘤病毒疫苗已经研制成功，并已开始应用，是为人类预防癌症的第一支疫苗，在青春期注射后能有效地预防日后宫颈癌的发生。目前该疫苗尚未在我国全面推广应用，因此我国妇女仍应关注健康的性行为，以减少人乳头状瘤病毒感染的机会，并重视宫颈癌的早发现、早诊、早治工作。

我国目前倡导的宫颈癌早发现工作为“三阶梯”筛查法，即宫颈细胞学筛查—电子阴道镜检查—宫颈活检或宫颈锥切。认为有性生活的妇女每年皆宜作宫颈细胞学筛查，即液基细胞学或巴氏涂片检查以及人乳头状瘤病毒检测，如发现问题再作第二、第三阶梯的检查。若经过连续数年检查皆阴性时，则可加大检查之间隔时间，如每 5 年检查一次等。

宫颈癌从早期癌变发展到浸润癌常须经过 5 ~ 10 年，甚至更长的时间，因此有较大的时间跨度可供早发现、早诊早治，而取得良好的、甚至治愈的疗效。

81. 前列腺癌：老年社会的高发癌

前列腺在膀胱之下，状若板栗，包绕尿道，为男性特有之器官，医师作直肠指诊时隔着肠壁可以触及前列腺。其主要功能为产生前列腺液，与精子构成精液，为生殖所必须。进入老年之后前列腺会“增生”使体积变大，因此也会压迫尿道，导致排尿不畅甚至尿潴留。不过此种增生为良性增生，并非癌症。

前列腺癌多发生于老年男性。随着我国人口结构的老龄化，近年前列腺癌的发病率有显著的增加。

前列腺癌亦属“激素依赖性肿瘤”，其发生与人体内的性激素失衡有关。高脂肪饮食、多坐少动、肥胖等可能为辅助致癌因素。

病人常因前列腺增生导致排尿不畅而就医时发现前列腺癌，但两者并无因果关系。肿瘤标志物中的前列腺特异性抗原（PSA）明显增高或进行性增高，对前列腺癌的诊断有提示作用。如医师在直肠指诊时触及前列腺结节，可以细针作穿刺，取组织做病理检查确诊。

前列腺癌可作手术切除、放射治疗、内分泌（抗雄性激素）治疗等，皆颇有效。一般对相对年轻之患者建议手术或放射治疗再辅以内分泌治疗，而对高龄不适合手术或放疗者只采用内分泌治疗亦有疗效。由于前列腺癌常有发展非常缓慢的情况，甚至有十余年无显著之发展，被戏称为“懒惰癌”。故对于高龄、体弱的患者，亦可采取“伺机治疗”之法，所谓“伺机治疗”即在密切观察下的“不治疗”，但一旦发现肿瘤有明显的进展，仍应给予如内分泌疗法等治疗，以保障患者生命之安全。

82. 甲状腺癌：预后大多良好之癌

甲状腺在人体颈部、甲状软骨之前，分左右两叶、中以峡部相连，如蝴蝶之状，为人体重要之内分泌器官。

甲状腺癌的发病因素尚不明确，有提到颈部的放射线照射史可能是诱发因素，但绝大多数病人皆无此病史可循。碘过多或缺乏亦皆与甲状腺癌无关。

甲状腺癌晚期可因肿块过大压迫气管、食管引起呼吸、吞咽的困难，或转移至肺部等处引发相应的症状，但早期皆无症状。多因体格检查或偶然摸到甲状腺部位的肿块而被发现。如今超声波被普遍用于甲状腺的检查，已成为甲状腺癌发现的主要途径，亦是近年甲状腺癌“增多”的原因之一。经超声检查疑为甲状腺癌者，应以细针穿刺取可疑组织做病理检查，便可确诊。手术切除为甲状腺癌的主要治疗方法。

甲状腺癌中90%为甲状腺乳头状癌、滤泡状癌。这两种甲状腺癌，亦颇有“惰性”，常潜伏多年而不发展，作手术切除即可治愈，术后无须其他治疗。甲状腺癌中约10%为甲状腺髓样癌、未分化癌，则有较高的恶性程度，术后还应作放射治疗等辅助治疗，以取得较为满意之疗效。

解决癌症问题的出路在于预防，甲状腺之预防目前尚少头绪。早发现、早诊早治，可获较好的疗效。对甲状腺癌而言，可以获得的更是多数可以治愈的效果。

癌症病人的故事

——细心得治愈，大意失荆州

罗颖是贝贝小姐，方当入老年，事业如日中天，读书不辍，新作迭出。终日生活在鲜花、掌声中的她，视她事业之辉煌的享受，对歌唱之外的事，都漠不重视。一日洗澡时揽镜自顾，见两乳大小有不等，然而不痛不痒，不红不肿，自信无事，并不介意。

83. 三患肠癌，李工无恙

李工程师，江苏无锡人氏，任职于一家大型电厂，技术精良、工作积极，多年评为先进。李工程师有兄妹共三人，其父早年死于大肠癌，母健在。兄妹三人中李工与其兄皆曾因有便血，就医检查诊断为“家族性大肠腺瘤性息肉病”。医嘱：需定期复查。

李工程师之兄在内地一省会城市任教，为语文特级教师。自知患有此症，初时亦曾定期复查，唯觉肠镜检查颇多不适，在连续几年检查无变化后，对作肠镜检查有所放松。李老师有一高足在该地医院做外科医生，乃询其有无其他方法可查肠癌，答曰：可查粪便隐血试验及作肿瘤标志 CEA（癌胚抗原）检查。李老师大喜，每年皆作一次粪便隐血及 CEA 检查。但当粪便隐血呈阳性时，该医师则安慰李老师无须紧张，有许多情况皆可出现粪便隐血试验阳性，只要 CEA 正常，谅必无事。李老师深信其言。数年后一日李老师感左下腹隐痛，但不久即自行缓解，并未介意。其后虽常有此种症状发作，但李老师觉得并无便血，应无大碍。如此两月后，一日腹痛甚剧，送医院急诊，诊断为“急性肠梗阻，肠癌可能”。急诊手术，证实为乙状结肠癌、肠梗阻，切除了肠癌，缓解了肠梗阻。病情稍定，作肝脏超声检查发现肝脏已有多发性转移病灶，再作了肝脏介入治疗，转移病灶得以控制。

消息传到李工程师这边，李工吃惊不小，想到自己也已有两年未作肠镜检查了，赶紧去了医院，作肠镜检查，检查医师告之可以作“无痛肠镜检查”，即在麻醉的情况下完成肠镜检查，李工大喜，接着麻醉医师给李工注射了一支药物，片刻，李工已经安然入睡。待醒，医生告之：全结肠皆已查到，共发现有三枚息肉，皆已在镜下摘除送病理切片检查。李工称谢而去。

一周后，病理检查报告称：三枚息肉中有一枚顶部有癌变，但未涉及基部。李工得此报告亦惊亦喜，惊的是已经有癌变，喜的是医生告知，此为早期癌变，既已切除，可以无须其他处理，但需继续密切观察。

李工之妹得知二位兄长情况后，便也立即到医院作了无痛肠镜检查，结果也发现有两枚息肉，便也在肠镜检查时一并作了切除，幸尚无癌变。

李工此后每年皆作肠镜检查，不敢懈怠，距查到早期癌变后的三年，又一次故事重演：又查到早期癌变，同样在肠镜下摘除后即告康复。又过了两年，李工退休，安享晚年之福。退休后李工深知欲争取健康长寿，查病之事仍不能放松，于是每年仍主动作肠镜检查，果然在65岁那年这故事又一次重演，依然是在肠镜下摘除完事。

李工程师是知识人士，对健康方面本也十分重视，不嗜烟酒，又知肠癌之发病常与脂肪类饮食摄入过多相关，故亦十分重视饮食之科学性，较少摄入高脂肪膳食，亦颇注意适当地作些健身运动。但由于有较明确的遗传背景，肠癌还是多次来袭。一次与医生谈起，该医师建议不妨吃些阿斯匹林试试。李工知道阿斯匹林对预防心脑血栓病有效，不少老人都被建议服用，或许也能预防肠癌，若是，岂非一举两得，于是乐于采用。

杨医生曰：

李工服了阿斯匹林，他的故事还会不会重演，当拭目以待。不过李工10年之中三次遭遇肠癌，皆只在肠镜下摘除，即告治愈，可谓后“易治”了。李工肠癌之易治，得益于早发现，而早发现得益于他对此事之理解。家族性大肠腺瘤性息肉病恶变之肠癌、是癌症之中与遗传关系最为密切的一种。其他的癌症与遗传之关系或不及此，但也或多或少地有关，遗传因素固难左右，但人的行为可以自主，李工不厌其烦地坚持定期作肠镜检查，是他三患肠癌而安然无恙的根本。

李工程师之兄，因惧怕肠镜之不适而与早诊、早治失之交臂，殊深可惜。当地医师所称粪便隐血试验及CEA检查等，确可对一般人群作为肠癌筛查的初筛试验，发现可疑时应即作肠镜检查方始合理，不过对于患家族性大肠腺瘤性息肉病的家族成员而言，最好还是建议作肠镜检查。

家族性大肠腺瘤性息肉病患者之子女成年后，绝大多数亦会发生此病，而此病之息肉癌变率在50%以上，故在此还需提醒“李工们”之子女辈亦需高度关注此病，定期作肠镜检查。

幸而，由家族性大肠腺瘤性息肉病演变而来的肠癌，只占肠癌中的少数，一般肠癌患者之家庭成员或不必过于紧张，但确也不能掉以轻心。

84. 相信科学，朱师傅有后福

当年朱师傅40开外，在沪郊一家大型机械制造厂做钳工。其实二十多年的工做下来，朱师傅车、铣、钳、刨各项技术无不精通。厂里青工多，朱师傅自然是大家尊敬的老师傅了。朱师傅为人和善，只是性格比较内向。

那年，厂内连续有三位职工生了肝癌，可惜都发现过晚，疗效不佳。厂方领导十分重视，邀请了某医学院研究所人员来厂为职工筛查肝癌，其时所用之法为检测 AFP（甲胎蛋白）。朱师傅与厂部办公室计划科一位副科长二人为阳性。厂医务室乃通知二人去医院查治，副科长复查后果然证实确有肝癌，随即入院作了手术切除，据说切掉一个约鸡蛋大小的肝癌。但朱师傅依然每日上班，并不理会复查之事，医务室一再催促。一天朱师傅没来上班，众人皆以为他去医院查病去了，但第二天、第三天仍未见朱师傅前来，去相关医院查问，知其并未去过医院。其时通讯尚不发达，而朱师傅只身在沪，家属等仍在原籍，一时联系不上，这让厂领导大惊：不要想不开寻了短见？几乎就要报警，这才想起去问了一位平时与朱师傅较为接近的他的一个同乡张师傅，张师傅说："老朱说他最近很烦，要回家乡休息、休息"。众人这才放下心来。

厂领导了解到朱师傅在厂工作多年，一贯遵守规章制度，突然甘冒"旷工"之名、不辞而别，可想而知一定是承受了巨大的思想压力。于是决定派人前去慰问，并向其进行科普宣传。于是车间书记与医务室的一位副主任带了慰问品，辗转来到江苏丹阳的一个小村庄，见到朱师傅，医务室的副主任向其介绍了癌症在当今科学进步时期，只要早发现也可治愈的道理。车间书记也表示厂方愿意全力支持其治疗。朱师傅大为感动，次日即随二人返沪，住进医院治疗。三天后手术切除了一个直径约2厘米大小的肝癌，术后一周，顺利拆线出院。医院开了3个月病假，厂里又派车间书记护送回乡休息。

不料一个月后朱师傅竟自说自话，自行来厂复工。众人劝他休息，他坚决不肯，厂领导没法，只得生一计，到车间宣布："朱师傅为车间技术指导，凡各青工有技术难题，皆应向朱师傅请教。为保证青工得到充分的技术指导，朱师傅本人不承担生产任务"。众人心领神会，一起鼓掌。朱师傅没法，只好在车间里东看看、西看看。又过了半年，复查一切正常，朱师傅便找到车间主任讨活干，甚至争得面红耳赤，主任只好让他稍微做一点轻活，朱师傅自己说："看人干活手痒"。手术后一年复查，一切正常，经不住他不断"纠缠"，朱师傅恢复了正常工作。

朱师傅肝癌手术切除后又足足干了17年的钳工，一直干到60岁，这次是国家规定不让干了。朱师傅退休回到老家丹阳。

哪知适逢改革开放，社办工厂成了苏南农村经济发展的一种重要模式。社办工厂最缺的便是技术力量，朱师傅退休回乡，本想享点清福，但哪里由得了他，村书记亲自上门，请他出山。社办的一个小厂有了这样一位40多年工龄的技术能手加入，产品质量迅速提高，订单应接不暇。后来形势变化，社办工厂允许个人承包，乃至私人经营。朱师傅应顺应潮流，发了点财，当然，也对农村经济的发展做出了贡献。

朱老板七十大寿，宾客盈门，席上众人都说老朱福气好，享了改革开放的福。席散后家宴，老朱回顾道：20多年前若不相信科学，早已去见了阎王，哪有今日之福。又关照自己的孙子："明年高中毕业，一定要考医科，做个治病救人的医生！"

杨医生曰：

这故事并不复杂，读者从"社办工厂"之类的描述前推20多年，那是在20世纪70年代。那时刚刚开始应用肿瘤标记物AFP诊断肝癌，一个工人被查出阳性，其时还没有超声波、CT等检查，要他相信自己生了肝癌，"开刀"能治肝癌，确实不是一件容易的事。当时确实有不少查出阳性之人，以自己并无不适而拒绝治疗，最终痛失根治良机。但这位病人最终他还是相信了科学，得到了完满的结果。

肝癌是一种预后严重的疾病，曾被视为"急转直下的绝症"，但近几十年来肝癌的预后大为改观，只要能早期发现、彻底治疗，确实许多病例有治愈的希望。肝癌多发生在慢性乙型肝炎、肝硬化的基础上，如今由于乙肝疫苗的接种，我国的乙肝病毒的流行已经得到了明显的控制，相信日后我国的肝癌亦必将减少，加以诊断、治疗的进步，只要能早发现，做个不大的手术，也能根治。肝癌这个曾被视为“绝症”的病，也能做到少发易治。

85. 诊断过晚，歌星命丧乳腺癌

歌星贝贝小姐，方步入中年，事业如日中天，演出不断，新碟迭出。终日生活在鲜花、掌声之中的她，视为事业之拼搏为享受，对歌唱以外之事概不重视。一日浴后对镜自顾，见两乳似有高下，然而不痛不痒、不红不肿，自信无事，并不介意。

终日忙碌之人常觉时光如矢，不觉已过3月，一日下场回到宾馆浴后，忽想起此事，再看两乳之位置高下似更著，心想：或需整形。但自知歌星所到之处，必有粉丝追逐，狗仔抢拍，乳部整形必成八卦，于是便又搁置。又一月，与一曾作乳部整形之闺蜜说起，并托其联系整形专家。

一日闺蜜陪同专家至，专家不愧为专家，一看一摸尽皆了然，先说与闺蜜，再说与歌星，谓宜先治病，再考虑整形，并推荐乳癌专家。歌星与闺蜜皆大惊，无奈，只得由经纪人安排，乳癌专家诊察后嘱尽快入院手术。

歌星生性刚强，认为生癌既成事实，只得坦然对待，暂别舞台，是为日后东山再起。于是毅然接受乳癌根治手术。术后病理检查证实淋巴结已有转移，于是又加放疗、化疗。手术、放疗、化疗，接二连三，不断进行，“重返舞台”的信念支撑看她克服重重艰难，终于完成了这一系列的治疗。

歌星认为治病之目的不在于活命，而是在于重返舞台。故治疗一经结束，歌星便又活跃在歌坛之上，或许生了大病的人更觉生命之可贵，歌星病后复出，更呈拼命三郎之态，人皆敬佩。不料乳癌切除后两年的某日，歌星忽咳嗽，并觉气闷，于歌唱发声殊觉不爽，以为有气管炎之事，因已预约演出，不便爽约，仍坚持登台，并未就医检查。一周后某日忽咳出一丝血来，随即就医检查，医生询其有无其他不适，歌星面对医师之询问想到近来左侧下肢似感无力，亦一并告知。医师据此情况为之作了肺部与脑部之 CT 检查，结果发现这乳癌竟已转移至肺与脑。随即入院再作化疗，脑部又作放射治疗，以图控制。然而终于难遂人愿，又三个月，歌星带着她对人世的眷恋，应上帝之约而去。

歌星结束了年轻的生命，留给世人的是她美妙的歌声，和她对事业的追求，人们不胜感慨，上帝何不公？

杨医生曰：

演艺明星为公众关注人物，更以女星为甚。人们喜欢她们的歌舞、喜欢她们扮演的形象，也爱屋及乌，喜欢她们本人。前些年有一位女演员患了乳腺癌，不知何故，她竟选择遁入空门不治，结果去见了佛祖。一时人们皆扼腕痛惜以为不智。然而歌星贝贝小姐既做了手术，又做放疗、化疗，仍然未能挽回她年轻的生命。不治不好、治亦不好，真让人感慨不已。

癌症确实是种严重的疾病，欲消灭之不易、欲与之和平共处亦不易，为今之计，关键在预防，但乳腺癌之发病更多地源于体内内分泌之变化，又受遗传因素影响，彻底预防不易，即如美国影星朱莉，先切了乳腺，但据预测她患乳癌之几率仍有5%。因之早诊早治之“二级预防”对乳腺癌而言尤为重要。乳腺生于人之体表，一旦有变化，实较内脏之病更易发现。歌星发现其乳之有高下，实在是乳腺癌之征兆，可惜未被重视而被耽搁数月之久，以致手术时已有淋巴结转移，为日后之复发埋下祸根。

乳腺癌之有淋巴结转移者，亦非无望长期生存。因乳腺癌绝大多数皆为“激素依赖性肿瘤”，采用相应的对抗治疗，比如依赖雌激素者可采用抗雌激素治疗，即可动摇肿瘤生长之根本，而收奇效。不过亦有一种名为“基底细胞样癌”者其癌组织内既无雌激素受体、无孕激素受体，亦无Her受体，即俗称之“三阴”乳腺癌。

癌组织中之“受体”，为接受这些激素作用之物质基础，若无此受体，则表示此癌组织之生长本不依赖此类激素，则对抗激素之治疗即无作用。故此种乳腺癌实为乳癌中之最顽劣者。幸而，此种“三阴”乳腺癌，在乳腺癌中的比例，只占10%～17%而已，惜乎歌星为其中之一。

生何种类型之癌，非人能自择，但即为“三阴”乳腺癌，若能早期发现，彻底切除，则仍有治愈之望。故人之所能者、为关注癌之预防，包括早发现之二级预防。

事实上乳腺癌生于体表，易早发现，乳腺又可较充分切除，加以多数还有抗激素治疗之法。故乳腺癌实较其他癌肿之预后为好，如今社会上大量存在经治疗后长期生存，甚至可以称为已治愈之癌症病人中半数以上为“曾经的”乳腺癌患者，便是明证。

86. 细心体察，食管癌难循其迹

郑老师祖籍河南，师范大学毕业后任职于省立中学。数学教了一辈子，桃李满天下，甚至某国家领导、某科学院士年轻时亦曾受业郑老师名下。彼等回乡时亦多有问候之事，使郑老师颇感欣慰，以为不虚此生。

郑老师平日对健康之事亦颇注意，饮食有节，不吸烟，喜饮些酒，亦时常作些健身运动。故虽六十开外，而无“三高”之事，人皆羡之。

一年春节之时，师母蒸了许多包子，春节过后仍有多余，虽未变质，但日久干硬，师母节约不忍弃之，复蒸能食。一日郑老师因下午与友人有约，中午进食匆匆，包子尚未及蒸透，即行入口，及下咽，郑老师忽觉胸口有微阻之感，好在还有番茄鸡蛋汤佐餐，喝了两口汤下去，即无任何不适。

郑老师是细心之人，晚餐时注意并无此感觉，又两日，进食时皆无任何不适。但郑老师大约得益于教数学，思维缜密，忽悟：下咽之不适或与食物之硬度有关，故试之以烙饼，果有不适，若喝水，症状即消，若不喝水，症状持续几分钟亦可消除。郑老师河南人，曾闻家乡农村有食道癌高发之事，乃对此事分外留心。查书，书上称食道癌之早期症状为“进行性吞咽困难”，郑老师思辨能力极强，因想，若已呈“进行性”吞咽困难又岂是早期症状？自己目前之症状似与食道有关，无论是否为食道癌，似乎皆应检查。于是即去省立医院门诊，医师为作食管镜检查，确在食管中、下段相交之处见一隆起之物、其上有溃疡，取作病理切片检查，果为食管鳞状细胞癌。

郑老师对此诊断早有估计，相信早诊早治必有良效，遂随即入院手术，术后病理检查显示癌块约1.5 cm直径，尚局限于黏膜及黏膜下层，所有淋巴结皆阴性。手术后恢复顺利，一月后即能正常进食。定期检查皆正常，谈及此病之缘由，有医师提到与常饮酒亦或有关，郑老师从善如流，就此戒了酒。

郑老师64岁作了食管癌手术，术后健在近28年，至92岁高龄时于睡梦中善终。人皆谓天赐其福，而不知其福是其自己争取而来。

杨医生曰：

许多年前确实曾有“癌症的十大信号”之说，其中就有“进行性吞咽困难”可能为食管癌之说。其实等到出现进行性的，即越来越严重的吞咽困难，已绝非早期食管癌的表现。郑老师是位细心之人，当发觉进食时胸骨后有微阻之感时便引起了注意。他还自行试验吃干硬的烙饼、喝水，观察症状的消长。甚至看到书上说“进行性吞咽困难”的说法，他亦不以为意，决定就医检查，终于获得早诊、早治的效果。郑老师的科学精神令人钦佩。

食管癌的发生与多食入含亚硝胺类致癌物的食物有关，与烟酒亦有密切关系，吸烟者食管癌的发病率高于不吸烟者6倍，饮酒、尤为多饮烈性酒者食管癌的发病率亦高。郑老相信科学，病后也戒了酒，当然这也都是他能获长寿的原因。

87. 只道胃已切除，孰料又生胃癌

经济转型，产业结构调整，无线电厂转产，徐师傅提前退休了。

徐师傅祖籍江苏徐州，退休后在家闲来无事，除了下棋、听戏之外，于健康方面亦多关注。不过徐师傅主要相信"生命在于运动"的说法，其他并不介意，比如烟酒之嗜好仍然，饮食口味亦重，多喜腌制、烧烤之食等等。但每天早晨附近小公园中锻炼身体至少一、两个小时，太极拳、八段锦，还有一种叫意形拳的俱甚娴熟，附近退休人员往往前来跟着学习操练，徐师傅亦乐意示范指点。

徐师傅之所以积极锻炼身体，是因为年轻时曾生过一场大病。徐师傅自幼较为瘦弱，年轻时在皖北插队落户，又落下胃病，时常上腹胀痛，大队赤脚医生的胃舒平药片多半被其消耗。及至回城进工厂工作，胃病仍频发，就医检查确诊为胃溃疡，服药无多效果。一日晚间大量吐血，几乎休克，送医院急诊手术，作了胃大部切除。一周后康复出院，在家病休三月，身体状况较前好了许多，胃也不再疼痛，徐师傅乃将家中剩余胃药悉数投入垃圾箱中，从此告别胃病。

经此一病，徐师傅深悟健康之重要，乃关注锻炼身体之事，先练太极拳，其时要上班，只好每天起大早，练了拳后再匆匆吃些早点上班。不过几年下来，徐师傅确实壮实许多，亦从不生病，徐师傅逢人便说锻炼身体的好处。及退休，时间充裕，徐师傅更加大了锻炼身体的量。

大约在退休后的第三年，不知何故，徐师傅似乎又感到上腹部不适，那意思很有点像30多年前的情况，但徐师傅寻思：这胃已经切除，岂有再生病之理？乃不去理会它，依然打拳、下棋、听戏如前。

不过这上腹不适却持续存在，且似有加剧之态。徐师傅忽然想到：别尽往胃病上想，是不是有其他毛病？比如肝不好，听人说过肝也在上腹部位，肝在“胃的隔壁”，于是乃决定就医检查。徐师傅对于自己的想法颇以为是，在就诊时徐师傅便强调是肝不好，要求做肝脏的检查。医生只好给他做了肝脏超声波检查、肝功能检查及几项肿瘤标志物检查。并建议作胃镜检查，但徐师傅只愿查肝、不愿查胃。等取到检查报告，肝无问题，肿瘤标志中只癌胚抗原（CEA）稍高，复诊时医生仍建议作胃镜检查，但徐师傅仍以胃已切除，未能接受，在回家路上且与老伴说道：“这些医生只会让人查这查那，好赚钱”。

又约莫过了个把月，徐师傅非但腹痛，而且呕吐了，只好送院急诊，并作了胃镜检查，诊断为“残胃癌、吻合口梗阻”，残胃癌广泛浸润，已无法切除。为解除梗阻，只好作了姑息性食管空肠吻合术，以略能进食。

杨医生曰：

徐师傅以为胃已切除，不会再生胃病。固是医学科学知识普及不够，但这徐师傅也太固执了些，医生认为要做胃镜检查，就应该遵从医嘱。拒作胃镜检查的结果是一再耽搁，终于丧失早诊、早治的机会。

由于残胃癌的发病率颇高，这也是现在已很少做胃大部切除术的原因之一。不过幸而如今有有效的药物治疗，可以治愈胃十二肠溃疡等疾病。能用药物治愈的病、当然不必做手术了。当年能用手术治愈药物不能治愈的疾病，是科技进步带给人的福音。如今能用药物治愈手术治疗可能带来某些问题的疾病，当然也是科技进步带给人的福音。

锻炼身体固然是好，但如徐师傅不改烟酒嗜好，喜食腌制、烧烤等食物等仍属不健康之生活行为，残胃癌之发生与之当亦有关系。

88. 并非“月经”，大娘患了宫颈癌

大娘姓李名秀姑，山东沂蒙山区人，二十岁时嫁与邻村

张姓，夫妻二人一生务农，生育子女三人，俱有出息。大儿子在北京，大学毕业后留校任教，娶妻生子，把老夫妻两个乐得要死。小儿子山东大学毕业，国家公派，到美国留洋去了。一个女儿也是大学专科毕业，在沿海大城市的外国人开的公司里做事，只是老大不小了，就是不嫁，而且据说男朋友也没一个，这事成了老夫妻俩一块心病。

终于一日，决定要进城劝说。这种事自然以母亲出面为好。于是大娘打点动身，少不了带些花生、红枣之类，那边老汉送、这边女儿接，到了住处，大娘当然是说闺女大了，总要嫁人之类的话。女儿不胜其烦，转而以攻为守，问起父母身体情况，回说皆好。大娘还喜滋滋地告诉女儿：现在生活条件好了，吃的好了，人也变得年轻了。为了证明所言不谬，还悄悄地跟她女儿说："上个月还来了点月经哩"。

女儿听罢想想不对，她妈今年57岁，停经多年、怎么会又来月经？第二天赶紧打电话问一个熟悉的医生，孰料那医生说："这哪里是月经，这叫绝经后阴道流血，有问题，一定要来医院检查。"

张小姐听罢大吃一惊，只好跟她妈说，她们二老住在乡下，乡下医疗条件差，做女儿的也很不放心，这回来了，要去检查、检查身体。大娘先不肯，女儿只好说："钱也付了，不查钱也退不回来的。"大娘无奈，心想也是闺女的一番好意，便不坚持，跟着女儿的去妇科检查身体了。检查下来果不出那医生所料，在子宫颈相当于 4、5 点钟的方位，有一个花菜样的东西长在那儿，随即取了一小块作病理切片检查，5 天后病理报告：宫颈鳞状上皮癌。

张小姐跟她妈说："子宫口子上长了一个小瘤子，要做手术拿掉，不然怕要大出血"。大娘一想，上个月已经出过点血了，看来闺女说得不错，要开刀只好开了。

大娘住院手术，切除了子宫、卵巢、输卵管，并无淋巴结转移。手术顺利，恢复也顺利。一个星期后就出院了，大儿子赶来探望，要接她去北京休养。大娘说什么也不肯，说什么"金窝、银窝不及俺家草窝"。儿女们没法，只好送她回了老家。

大娘回到老家，老伴不让她干活，那里拦得住？还干得来得个欢。

女儿终于结婚了，小外孙十岁了，放暑假，女儿女婿带着小外孙来看外婆了。城里的孩子到了乡下，样样新奇，活泼得了不得。大娘心里自然是说不尽的开心。又十年，小外孙变大外孙了，到济南上大学，年年放假都来看外婆，外婆还真是越活越年轻，快八十岁了还种地，种的山芋还特别甜。

这年大娘 80 岁生日，儿女及孙辈一共十来口人前来祝贺，席间不知怎么又说起那年手术的事，女儿怕兄弟说漏了嘴，赶紧抢在前面说："是个小瘤子，不碍事的"。大娘笑了笑道："别瞒俺了，俺老早知道来，是子宫癌！莫有关系，俺不是活得好好的吗"。

杨医生曰：

以前，一些农村里确有此说：老年妇女突然阴道出血，叫作"倒插花"，似乎是返老还童、"第二春"来了。其实绝经后妇女突然阴道出血，除少数为白带中带少量血丝的老年性阴道炎外，不论有无性行为，绝大多数来者不善，宫颈癌、阴道癌的可能性很大，至少绝经后阴道出血必须就医检查。大娘的女儿正因为有了这个知识，促成了大娘宫颈癌的早发现。

宫颈癌早期治疗效果甚好，多数可望治愈。即或稍晚，放射治疗效果亦佳，多可以长期生存。所以曾有演艺界名人得此病后，误以为癌皆不可治，而放弃治疗，以至丧失生命，实在令人惋惜。

89. 彻查痰血，肺癌现形

那时尚未有CT，肺癌早期诊断不易，但亦非绝无可能。

张老伯，银行退休员工，平素身体尚健，唯经常有些咳嗽吐痰之事，自知是与吸烟有关，并不介意。张老伯有一子，学金融，大学毕业后进了银行工作，也算是子承父业了。

退休老人最关心之事莫过于健康，家里日常吃什么东西好、要不要买台空气净化器、用节能灯泡对视力有无影响之类都要仔细斟酌，或查考书籍，或就教于有经验之人，总要说出个道理来才做。唯独吸烟一事，明知于健康不利，依然我行我素，其子多有劝说亦不加理会。

一日张老伯告诉儿子："上周曾有一次痰中有些血丝，本想早与你说，后来我也忘了此事，不过这些天来痰中皆无血迹，亦无其他不适。"

其子曾多次劝阻吸烟，深知吸烟之害，其父突然痰中带血，定有问题。于是便带父亲去了医院作了正侧位胸部 X 线摄片，又连续三天送痰查癌细胞，结果除胸部摄片中可看到肺纹增多、应是慢性支气管炎的表现外，并未见到任何可疑为了肺癌之处，连续三天送验之痰中，亦未见有癌细胞，而他爸打那之后也未再见痰中有血。这事到此，似乎已经可以暂告一段落了。

老伯之子大约遗传了其父凡事皆应查问个所以然来的基因，觉得痰中之血未得解释，仍是放不下心来。一日想起其中学时代有一同学，后读医科，现就职于肺科医院，何不请他看看。于是又带他爸去了肺科医院。同学知是其父之病，为慎重计，特地陪同他父子二人去看了该院一位肺科的副主任门诊，副主任见是本院同仁陪同而来，十分客气，又仔细看了他爸的胸部 X 线片，看了痰的化验报告，说是确实未见有什么不好的证据，可能是慢性气管炎引起的痰中带血吧。张老伯见副主任诊察甚为仔细，又诊为慢性支气管炎，确实符合他的情况，甚为满意。

副主任的资历高出张老伯儿子的同学许多，也许他确见过慢性气管炎引起痰中带血的病例。但这位同学医生却以为：其父亲是肺癌的高危对象，痰中带血是肺癌常见症状，胸部摄片虽未发现病灶，但仍不能排除肺癌之可能。离开副主任的诊室，便与他同学说："伯父的病还是以进一步作气管镜检查为好。"

张老伯虽倾向于副主任的诊断意见，但儿子与他同学商量下来还要进一步检查，觉得也是儿子一番好意，便也表示了同意。其实，张老伯将痰中带血一事告诉其子，实在也是担心有事。

支气管镜检查果然发现右肺上叶细支气管处有一黄豆大小癌肿，取作病理切片检查报告为"支气管鳞状上皮癌"。原来一次痰中带血即从此处而来。

诊断一经确立，随即作了作了一个肺段切除术，切除了肺癌，术后一周顺利康复出院。出院诊断为"早期肺癌"，术后无须其他辅助治疗，但劝告戒烟。

经此一事，张老伯的烟瘾彻底戒除了，肺癌也被彻底根除了，随访10年、20年无复发应该是治愈了，原因是发现得早。

杨医生曰：

这是一例肺癌获得早期诊断，彻底治愈的故事。

张老伯有一次痰里带出血丝，但其后未再出现类似情况，不但胸部摄片未见到肺癌迹象，多次检查痰中亦未检出癌细胞，甚至肺科医院的副主任也认为可能是慢性支气管炎引起。但他儿子同学的那位年轻医生却坚持了两点：吸烟者是肺癌的高危对象，痰中带血是肺癌常见症状。因此劝说病人接受支气管镜检查，终获确诊。

这故事要说明的是：应保持对高危对象出现癌症迹象的高度警惕，这年轻医生能有此意识，以致张老伯之肺癌得以早诊。其实，非只医生，民众也应有此意识才好。副主任仔细阅片，确未见肺癌亦不为错，只是过分重视了胸部摄片对肺癌诊断的价值，疏忽了对临床资料的分析。

胸部摄片未见肿瘤，只能说明若有肿瘤必定较小，而不能肯定并无肿瘤。痰血现象未呈持续状态也只能说明肿瘤可能仅局限于某一细小的支气管，亦并不能否定肿瘤的存在。临床医疗中亦有辩证法，医生应重视，民众亦应理解。

90. 久病未成良医，肠癌反被耽误

科长姓范，单名一个志字。范科长淮扬人士，长得白白胖胖，会计专科学校毕业，业务精通，担任一家工厂会计科长。范科长平日多坐少动，体形肥胖。有痔疮，自年轻时起每年总要发作一、两次，大便之后，滴下些血来，塞以痔疮锭，三五天即愈。所幸心肝脾肺尚无大病，也就一生平安，直至退休。退休之后，无所事事，或看小说，或打麻将，生活甚为安适。

一日“痔疮”又发，家中痔疮锭自有存货，仍纳肛门之内，但似无效，出血依然，竟半月不止。范科长皮肤本白，不过以往是白中透点红色，而今则成苍白之色。其子回家省亲，见状颇为吃惊，要带父亲去医院检查，但范科长不肯，认为自己自年轻时即有此病，自己有数，不必介意。在其子多方劝说下，方才勉强去了一趟医院，及医生戴上手套欲为其作直肠检查时，范科长又不愿检查，并称自己生了一辈子痔疮，心中有数，不必检查，只须配些“比痔疮锭更好的药”。医生无奈，开了一种叫作“肛泰”的药及一些口服的止血药。范科长回到家中用“肛泰”和服止血药，出血依然如故。

算来此次出血已经持续两月有余，已呈明显贫血之貌。

儿子说与母亲，母子两人乃不容分说，约了出租车上门，拉了科长便向市立医院而去，儿子并已在网上约了专家诊治。专家年近70，较范科长还年长些，虽面带笑容，但语气坚定，嘱范科长弓体侧卧于检查床上，为其作直肠检查，范科长无奈，只好遵从。专家手指一经探入，即双眉紧锁，对其子说："还需做活检"。其子表示愿遵从医师意见。专家便打电话叫来一年约40开外的医生，领范科长到门诊手术室，在直肠镜下，取了活体组织送作病理切片检查。

至此范科长始知情况严重，心事重重。又数日，得病理检查报告为"直肠腺癌"，于是随即安排入院手术，切除了直肠癌，不过术后病理切片检查显示已有淋巴结转移。

杨医生曰：

俗说"十男九痔"，说明痔是极为常见的病症。痔的症状主要是便血，但多不严重，故一般人们便不甚重视。但直肠癌往往以便血为首先出现之症状，这就造成了与痔有极其相似的症状，因此极易误诊。一般的误诊责任多在医生，但这种误诊却多缘于病人，因病人多以为是痔疮发作而不及时就诊。直肠癌诊断不难，医生只需以手探入直肠，所谓举手之劳，便可发现，但亦常因病人不愿配合而耽误。当然直肠癌亦可同时伴有痔，有痔者亦可再患直肠癌，此时以痔来解释出血之原因，便极易遗漏直肠癌的诊断。

“久病成良医”是指生病久了，病人对自己所患之病应如何服药、如何护理有了点体会罢了，并非即能成为治病的良医。久病之人，若病情变化或再添新病，无论如何还是要听医生的意见，由医生措置的。

91. 提高警惕，胰腺癌亦可早诊

王先生是一位文艺工作者，退休前原是一市级剧团的琴师，拉得一手好琴，曾为数位名角操琴，业界颇有些影响。退休后被剧团挽留，又拉了几年。后因发现有糖尿病，乃力辞挽留，回家休养。

王先生自患糖尿病后，对健康养生十分重视，家中订了两份医学科普杂志，时时翻阅。凡电台、电视、报刊上有医药保健类节目，除推销保健品的外，必听、必看。几年下来糖尿病控制良好，各方面医学知识增长不少。

有一段时间王先生常感疲乏，以致一贯热衷支持的社区文化活动也有点力不从心，人也瘦了一些，食欲也不如前。但糖尿病方面控制平稳，似难解释此类症状，王先生估计大约是肝出了问题，因为疲乏、食欲不振应是肝病的征象，而自己心中有数，多年嗜酒，恐是伤了肝了，于是就医检查，并坦言自己嗜酒多年，恐与此症有关。医生亦不否定，但称嗜酒不仅伤肝，检查需要广些思路，王先生称是。于是医生给查了肝功能、肝脏超声以及甲胎蛋白、癌胚抗原、CA199等肿瘤标志检查。

检查结果有一定程度的脂肪肝以及CA199有增高。见到化验报告，王先生一惊，由于日常关注医学知识，知道脂肪肝在嗜酒者、糖尿病者中多见，似应下决心戒酒才好。而这CA199升高必须认真对待。原本与另几位琴师朋友应台湾地区琴师协会之邀，将赴台湾作“雅韵”交流的，亦决定推辞不去了。到医院作CT进一步检查的结果，果然证实在胰体、胰尾交界部有一直径约2 cm大小的肿瘤，报告为“胰体尾部肿瘤”。于是王先生入院手术，顺利切除胰体尾部的肿瘤。一周后病理检查报告证实为：胰体、尾交界部腺癌，周围淋巴结阴性。术后一周顺利出院。王先生自己提出化疗问题，医师告知：胰腺癌尚在早期，已完整切除，无须化疗，只需戒酒与作定期检查即可。王先生遵从医嘱戒了酒，遵从医嘱定期复查，一直查到术后五年，俱无恙。

王先生应台湾地区琴师协会之邀，赴台交流演出，余音绕梁三日不绝，大受同胞欢迎，还被授予台湾地区琴师协会荣誉会员。

又5年，王先生仍为社区戏曲爱好者操琴不息。有曾提到10年前手术之事者，王先生笑曰：“阎王糊涂，把我忘了”。

杨医生曰：

胰腺癌若长在胰头部的，易有黄疸，一旦出现黄疸，病人多会就医检查，发现相对较早。而长在胰体、胰尾部的肿瘤不会引起黄疸，其症状如乏力、消瘦、食欲不振之类早期亦多模糊，故不易引起病者注意，而致耽误及时诊断。

王先生关注学习健康知识，又有自知之明，知道自己嗜酒易伤肝，故当身体感到稍有不适时即想到伤肝之事，尽管并不准确，但却促使了他就医检查。当检查出CA199升高时，王先生马上理解此事之重要，推辞了赴台交流，遵医嘱进一步检查、及时手术治疗，方才取得被“阎王忘了”的效果。

胰腺癌有“癌王”之说，主要是因为不易早期发现，以致治疗效果较差。其实，如今CT检查已经普及，CA199检查又有提示作用，诊断本不太难，关键只在重视此症之蛛丝马迹，及时就医检查，对于患有糖尿病者、嗜酒者，则更加重要。

其实也不止胰腺癌，任何的癌症，甚至任何的病皆应重视其初起的尚不十分明确的症状，以及时发现，及时诊断、治疗。

92. 陈行长肩痛，竟是肺癌作祟

陈行长姑苏人士，长得甚是高挑，白净的脸脸上戴一副无框眼镜，更添几分秀气。陈行长一生在银行工作，退休前曾任一分理处主任，故人皆称其为行长。陈行长吸烟有了些年头，但在职时多受工作之限制，只在午休或下班后吸几支而已。退休后没了限制，吸烟增多，夫人王老师系一退休小学教师，深爱夫君，虽知吸烟于健康不利，但以其仅此一项嗜好，似也不便过多制止，因此因循下来。

陈行长退休后在老年大学书法班学习。不到两年，正、草、隶、篆已俱能上手，尤以魏碑最为擅长。与三五同好，时时交流，甚得其乐。一次区老年协会欲举办书法比赛，陈行长等积极准备。外人看书家作品，多以为是一挥而就。实则多数严谨的书家皆需写作多幅，从中择优送展。陈行长自然亦是如此，半个月来着实写了好几刀纸，几乎用掉两瓶“曹素功”，最后终于在其中选出一幅自己看着还满意的作品“沁园春 · 雪”送展。不过半个月下来右肩却常有酸痛之感，料是用臂力过多所致，乃决定暂停书法练习。

又半月仍无改善。行长夫人常去一个叫什么堂的连锁机构听“健康讲座”，乃说起此事，该机构之职员马上推荐一种叫“千年活血丹”的胶囊，称：“不通则痛，一旦活血、通了经络，即可不痛”。夫人花费数千提回一箱“千年活血丹”，让陈行长服用，药吃掉一箱，肩痛却有增无减。陈夫人又说与彼等，该处一名“店长”又推荐一种膏药，名为“真正麝香止痛膏”称系真正麝香所剩，有良效，但行长贴了十来张仍然无效。

陈行长之子力主去医院诊察，及至医院，挂一骨科专家号。专家问了几句，又抬动其右臂，乃嘱摄片。不过半小时左右，已得一右肩关节片，取片交专家阅，不料专家阅后却说需看胸外科。陈行长不解，专家持片到隔壁房间，示意其子过来，告之：“肺尖见有肿瘤，所谓肩痛，应与之有关，故应由胸外科诊治，看是否还能手术切除”。

其子只好告诉行长说，肺部有病，所以肩痛，故应治肺。行长只好随其子到了胸外科诊治。先作了 CT 检查，诊断为“右肺尖部肺上沟癌，右第二肋转移”，随即安排入院手术。据手术医师告知其子：肿瘤长在肺尖部，已压迫臂丛神经，及转移至肋骨，故觉肩痛，虽肺及肋骨已经切除，但术后还需作些放射治疗，预后不理想……

术后陈行长戒了烟，亦不再练书法，只偶尔听听评弹罢了。

杨医生曰：

肺上沟癌是一种长在肺尖部的肺癌，由于较易压迫到臂丛神经常引起肩部疼痛。肺癌多见于老年人，而老年人确也容易发生肩周炎之类的毛病引起肩痛，两者需要仔细鉴别，方不致误。肺癌多以痰中带血起病，以肩痛起病者少见，但肺上沟癌便可如此。曾见一病例以杵状指（手指末端肥大，如鼓搥状）之症状起病最终证实为肺癌引起。癌症之起病常有不典型情况，如肝癌以严重低血糖症状起病，肾癌以红细胞增多形式起病等皆有可能。故凡身体出现异常状况，当及时就医检查方不致误。

陈行长的病本应及时就医，惜乎陈夫人误信“千年活血丹”之类的保健品的作用，以至有些耽误。保健品不能治病，国家本有明文规定，惜乎不法商人图利，多宣传其有治病功效而误导民众，殊属可恶。

93. 黄老板定期检查逃过一劫

黄老板江苏北部启海地区之人，先供职于当地水产供销社，改革开放后自己做起了水产生意，主营海蜇皮、海蜇头，兼营黄鱼、鲳鱼，几年下来获利颇丰。

黄老板家乡是一个著名的肝癌高发地区，不幸的是黄老板的一个阿哥 43 岁那年死于肝癌，发病之后几乎未及治疗，就一命归西。他的亲戚中有两个舅舅早年死于肝癌，他姨妈家的一个兄弟也在去年生了肝癌。而他本人也查过有“小三阳”，查出“小三阳”后，十分紧张，因为听人说过：“肝癌就是乙肝肝硬化变的”。黄老板很懂生意经，但这些事他全然无知。但他也有他的法：拎了10斤上好的海蜇皮，请他的一个老客户介绍，去拜访一位医生朋友。据这医生说，“小三阳”表明曾经被乙型肝炎病毒感染过，目前肝功能好并不需要吃药，但是最好不喝酒以免促进肝硬化，最重要的是：无论如何每半年要做一次防癌检查。

10斤海蜇皮换来了黄老板的防癌的知识，其实这些知识在许多医学科普的书里也都有的。关键在黄老板信了，而且认真地做了。那年黄老板也是43岁，到县医院去做了B（型）超（声波）和甲胎蛋白（AFP）的检查，结果皆正常，这才稍微放心。以后每半年一次“雷打不动”地做防癌检查，也尽量地不喝酒、少喝酒。

黄老板虽然在生意场上少喝了些酒，但生意照样红火。

哪知黄老板的防癌检查查到第六年，肝癌还是找上门来了。这年春天黄老板检查的结果是甲胎蛋白阳性，但B超却无异常发现。赶紧请教专家，专家建议做CT检查，这一查还真在肝脏的右后下方有一个直径约1.5 cm的癌结节。于是又尽快地做手术，送进手术室只个把小时便成功地切除了这个癌结节。据手术医生说：癌很小，切除它也不费事，基本上没出多少血，所以也不用输血。术后5天就折线出院了。

切下来的东西经病理切片检查确诊肝细胞癌无疑，半个月后复查甲胎蛋白转为阴性。继续查下去三年、五年、十年皆无事。

黄老板的生意越做越大，索性成立了一家水产贸易公司，把海蜇皮买到国外去了。

黄老板轻易逃过一劫。甚至有人不信，肝癌哪能如此简单？黄老板逢人便说定期检查的好处，用他的话说："老天要你生肝癌你是逃不过的，但凡事'后门'总是有的，你定期检查，就是开老天爷的后门，他也会放你一码的"。

杨医生曰：

肝癌的发生确与乙肝病毒的感染有密切的关系，而乙肝病毒感染又有一定的家族聚集倾向，因此使得肝癌也就有了家族聚集的问题，这在某些肝癌高发地区并不罕见。黄老板"小三阳"自然是肝癌的高危对象。

肝癌的一级预防是注射乙肝疫苗，但已遭乙肝病毒感染者，则应关注"早发现、早诊、早治"的二级预防，即定期的防癌检查。黄老板的家族中有多人生了肝癌，他当然会对自己的这个"小三阳"紧张，不过他信了医生的话，"雷打不动"定期复查，终于"跟老天爷开了个后门"，远离了肝癌。换句正确的说法应该是："相信科学是不会错的"。

如今科技进步，此种“小三阳”者还可以检查乙肝DNA（代表体内病毒的含量），如甚高，可以用抗病毒药治疗，使之降低，则犹釜底抽薪，还有可能避免肝癌的发生。

94. 孙老师何以有此幸运？

孙老师在市立中学教语文，二十多年了，如今人到中年，体态微胖，皮肤白净，短发，带一副半框眼镜，常着一身裙装，典型的文教人士形象。孙老师工作认真，待人和气，教书育人，年年先进。孙老师的先生本是大学同学，在一家出版社任编辑部主任，夫妻甚是恩爱，有一子，在外地一所著名大学读中文系。

孙老师有一姐姐，在外地工作，5 年前曾患乳腺癌，在当地一家大医院做了“根治性切除术”。术后病理切片检查，腋下之淋巴结已有转移，于是又加作放疗、化疗，后来又一直服用一种对抗雌激素的药物，据说要吃足 5 年。不过她姐坚强，这些也都挺了过来。手术后一侧胸部外形塌陷，不过年纪大了也不介意，只是手术一侧的手臂活动不甚自如，也就只好将就了，她姐原是当地一家大报的记者，手术后休息了半年，仍去报社上班，不过也主要做些校稿之类的文字工作，明年也将退休。

姐妹二人每年总有一两次碰头机会，会面时少不了也会谈到乳腺癌之事。她姐甚是乐观，说是她们的一个姨妈三十多年前因乳癌而死，而如今她也生了乳腺癌并且已有转移，但现在科学发达，她不也活下来了吗。还说她们报社的一个老编辑生乳腺癌至今快二十年了，天天还在跳广场舞，血压、血脂、血糖全不高……

孙老师的先生在出版社工作，出版社有的是书，人到中年开始关注健康了，于是也常常带些讲健康的医学科普书回来，夫妻二人暇时阅读，医学知识大为长进。

孙老师知道她的直系亲属有人生乳癌，她应属乳腺癌的“高危对象”。这事关遗传，也由不得自己。好在高危对象也并非必定生癌，她的姨妈生乳癌，她妈就没生乳癌。不过总以小心为好，每年学校组织教师体格检查的机会一定不放过，还照书上说的办法，每月自查，并坚持不懈。

一天晚间孙老师还真的摸到左乳的乳晕右下似有一肿块，本想让她先生看看，但又怕他担心，于是一夜无眠，第二天刚好无课，便去了市立医院请医生检查。医生查后笑了笑说：“这是乳腺小叶增生，并非乳癌，不碍事的。自查乳腺应以手掌平抚，不能用手指拿掐。”这才放下心来。

不过大约大半年之后孙老师还真在右乳外下方，“用手平抚”发现有一小肿块，心中一惊，次日课后便去请医师复查，医师又为其作了超声波检查，确证肿瘤的存在。

孙老师思想上自是有备而来，准备像她姐姐一样“吃苦头”了。熟料医生说她的乳癌为早期乳癌，可以做只切肿瘤而保留乳房的“保乳手术”，术后酌情加点放射治疗即可，孙老师乃稍微心安。入院作了切癌保乳的手术，术后次日即下床，又一日出院回家。她先生笑曰：“我上次开阑尾炎还住了一个礼拜医院呢”。又数日在门诊拿到病理切片报告确诊为乳腺癌。医生为慎重计，建议加作一些局部放射治疗，孙老师遵医嘱，在门诊做了10次放疗，大约放射剂量不大，倒也并无不适。再问医生还需何种治疗否？答曰：“定期复查即可”。

手术后一个月，孙老师又走上了讲台。直到退休，又应邀去老年大学讲古诗词之课，年年复查，俱皆无事。

杨医生曰：

孙老师的姨母30年前生乳癌过世，孙老师的姐姐生乳癌并已有转移，但几经治疗，终于获得长期生存。孙老师看些医学科普的书，对于她本人属于乳腺癌高危对象之事有了充分的理解，又学习了自查的办法，坚持不懈地去做，终于在乳癌还是来临之时，只是做了一个住院三天的手术便化解了这场生命的危机。

若说孙老师的姐姐患乳癌后的长期生存是得益于科技的进步，那么孙老师患乳癌治疗的成功，在相当程度上说，是得益于她对防癌一事的正确的态度。

美国著名影星朱莉，也是乳腺癌的高危对象，她的办法是查基因、切乳腺、做乳房再造手术，相信她或可避免乳腺癌的厄运。朱莉的办法在我国许多临床医学家看来，并不适合国情。我认为：孙老师的办法应该是适合我国国情的。

95. 关注科普知识派了大用场

人的鼻子大约是最容易出血的地方，很多人小时候都有过流鼻血的事情，一般用个棉花球塞一塞，找不到棉花球就用柔软的小纸团塞一塞也行。某超市的龚经理便有过这样的经验。老龚记得小时候鼻子出血了，妈妈会用棉花球在爸爸的砚台里沾些墨汁给他塞上，说墨能止血，还真灵，不一会儿就止血了，不过墨汁和鼻血常弄出大花脸来。不过长大之后这鼻子就再也不出血了。

老龚祖籍广东，今年 52 岁，粤人多娇小，但老龚身材魁梧，讲话嗓门也大，还带点粤语腔调，在一家超市做门市部经理，把个超市管理得井井有条，附近居民称便。

龚经理身体健康，50 开外了，虽然每天晚上都喝点酒，吃些叉烧、咸鱼之类食物，居然血压、血糖、血脂皆正常。

不过这一阵子，别人老问：龚经理感冒啦？原来龚经理讲话的声音有点“瓮”。

讲话声音有点“瓮”倒也罢了，反正也不是演员，没关系。问题是这些天来“痰里”有一点血丝，不过这“痰”好像不是咳出来的，而是从鼻子里猛吸一下气，从嘴里吐出来的。龚经理有点奇怪，这既不是咳嗽吐血，也不是鼻子出血，这血从哪儿来的呢。不过好在出血很少，也无过多不适，也就不去理它了。

龚经理夫妻恩爱，一天随意说给他夫人听了。夫人是位小学老师，江西人。平时喜欢关注健康方面的科普知识，有一次偶然看到有书上说：有一种叫鼻咽癌的癌最多见于广东人，想到自己的夫君便是广东人，不免心中一怔。记得那时看到书上说是“回缩鼻涕带血”可能是鼻咽癌的征兆时，对于这“回缩鼻涕”的说法还有些不解。这回听她先生的描述，猛然省悟这不就是“回缩鼻涕带血”吗？于是坚持要老龚去看医生。

经检查，果然在鼻咽右侧后鼻孔附近部有一新生物，大小约1 cm直径，状若花菜，表面有少量渗血，检查医生当即取了部分组织送病理切片检查。龚经理吃惊不小，一时呆若木鸡。医生见状劝慰道：“正式诊断需待病理切片检查结果，不过即使是有问题，亦属早期，应有治愈之可能”。龚经理这才稍微安心。5日后病理切片证实为鼻咽部鳞癌。遂开始放射治疗，放疗对鼻咽癌效果极好。一疗程结束后，治疗即告完成，医生吩咐：“定期复查”即可。

龚经理放疗结束后休息了一个月，又回门市部做经理去了。嗓门还是那么大、干劲还是那么足。复查到第三年，仍无事，总公司擢升其为业务科科长。又三年升公司副总经理，再两年退休，鼻咽癌应属治愈。说起此事他总不忘记说：“都是老婆的功劳唉”。

杨医生曰：

鼻咽癌确实多见于广东、广西、湖南一带的客家人，其中尤以广东中西部地区之人为最，故鼻咽癌有“广东瘤”的谑称。

鼻咽癌的病人中约半数以上以耳下方之淋巴结肿大为首先引起注意的症状，该部淋巴结肿大为鼻咽癌转移所致，显然已非早期。龚经理回缩鼻涕带血，自己并未重视，但其夫人因平日关注健康知识，了解鼻咽癌好发于广东人，又有回缩鼻涕带血，乃坚持要龚经理及时就医，终于获得早期诊断、及时治疗而获治愈。

平日多多了解些医学科普、健康知识，绝对有益。

96. 李小姐细心观察，乳癌得早发现

李小姐，某外企高管，一心在事业上打拼，年过40，尚

待字闺中。有一男友，不过彼虽有情，李小姐却无意，但又不拟干脆拒绝，似乎还在观察、考虑之中。

李小姐身材高挑，皮肤白净。爱清洁，几呈“洁癖”之势，有下属背地议论：其成“剩女”与洁癖有关。

一日李小姐注意到右侧胸罩之内面沾有些微淡黄色液体，再注意看右侧乳晕下方皮肤表面有少许渗出之液体，还有两个小小的疹子，心想这有渗水的疹子，叫湿疹，记得小侄子小时生过此皮肤病，怎么弄了自己的乳部来了？想必是最近新购的胸罩不适合，或许是对其质材过敏？于是便又找出棉布的老式胸罩使用。李小姐是细致之人，自然日日自检乳部情况，细查胸罩上的渗液，但几天下来不见改善，心中不免焦急。又一日竟发现胸罩上的渗液中有一丝血迹，于是下定决心要去看医生了。

李小姐挂了皮肤科专家的号，接诊的是一位年近60的女性皮肤病专家，李小姐特意找的，她觉得看乳房部位的病，男医生不适合。女专家果然仔细，看了又看，还检查了整个乳房，觉得这不是一般湿疹，应是帕杰（Paget）氏病。本想说应去看肿瘤科的，但怕病人一时不能接受，便告李小姐此为乳房疾病，应请乳腺外科医师进一步诊治。李小姐称谢而去。回到家中上网一查，大惊：这Paget氏病竟属肿瘤一类。

尽管次日公司有会议应该参加，但李小姐还是请了假。索性直奔肿瘤医院挂了乳腺科专家的门诊号，也不管是男性专家、女性专家了。接诊的专家问了情况、查了两侧乳房，做了乳部超声检查并未发现肿块，于是便在乳头部位做了印片，又挤出一点乳头渗液作病理细胞学检查。李小姐不露声色仍回公司上班，次日检查报告出来，在乳头渗液中查到癌细胞！李小姐自然已有思想准备，马上与公司告假，住院手术。

术后一周出院，从发现胸罩内有渗液起，总共半月时间。

出院诊断：右乳非浸润性导管内癌、伴 Paget 氏病。出院医嘱：定期复查。

定期复查的结果是：十年亦无复发，大致上应属治愈。

另一结果是：李小姐患癌住院，男友不离不弃，李小姐感动，决定以身相许。出院后三个月李小姐向外资公司请辞，相帮先生打理他的小公司，夫妇二人同心协力，这公司生意越做越大……

杨医生曰：

非哺乳期的乳头溢液，多生理性、炎症性的溢液，但也包括肿瘤性的溢液，因此如有发现，应就医检查，不可大意。乳部当然也可以生普通的湿疹，但这个 Paget 氏病也像湿疹，也需请医师鉴别。这两个病常合并出现，但亦可单独出现。亦需由医师判定。

要医生检查、鉴别、判定，你得去找医生。李小姐在她这次与癌的遭遇中，我们可以看到她的细心、沉着、坚定的作风，从发现问题到术后出院，只半个月的时间，她赢得了时间，也赢了肿瘤。这种非浸润性导管内癌，属于早期乳癌，手术彻底切除，多可望根治。

97. 隋科长的胃癌绿豆大

保卫科科长姓隋，隋唐演义的隋，祖籍山东。曾参军，复员后在一家国有企业当保卫科干事。隋干事工作认真，不几年升任副科长，手下有二三十个保安归他管辖。隋科长行伍出身，对这些保安实行军事化要求：站要有站相，对人说话要先敬礼。

隋科长军人出身，训练保安又身先士卒，每天跑步做操，故虽年近50，犹甚健壮。隋科长喜欢喝点小酒、抽支把烟，不过瘾都不大。夫人劝过几次：“你胃不好，少抽烟、喝酒”。不过，没什么用。

隋科长确实有点胃病，常常感到上部不适，当然也不严重，初时也不重视，感到不适时弄点胃舒平药片吃吃了事，如是者已有数年。

一年单位的人事科长生了胃癌，开了刀，据说已经转移到肝。这让单位里各位胃病朋友都警觉起来，纷纷就医检查。

如今去医院查胃病，往往都会被建议做胃镜检查。这阵子单位里 8 个老胃病去医院检查，医生都认为应该做胃镜检查，就有两位听说“要从嘴里塞进一根手指粗的管子”便望而却步，只要求配些药吃。另 6 位包括隋科长作了胃镜检查，还好多是慢性胃炎、十二指肠溃疡之类，没查出有患胃癌的。

隋科长检查结果是：慢性萎缩性胃炎、肠黏膜不典型增生、部分肠化。隋科长擅长队列训练、排班查岗之事，哪里懂什么增生、肠化？于是请教专家，专家告知：“增生、肠化皆说明慢性萎缩性胃炎有了相当的程度，应积极治疗、注意保养，还要定期复查以防癌变”。隋科长此次检查是因人事科长生胃癌之事而起，对专家所言，自然句句入耳、铭记于心。

自此隋科长认真服药治疗，自动戒除了烟酒，而且定期作胃镜检查，年年不断。查到第六年这胃癌终于还是来了，胃镜下检查医生发现在胃小弯近幽门部位有一绿豆大小、灰白色突起，知非善类，忙请出内镜室主任诊察。这主任医师是资深内镜专家，擅长“黏膜外科”手术，见状便当机立断，决定酌加麻醉，在内镜下操作切除了这灰白色的突起物及周围的黏膜及黏膜下组织，然后止血，拔出胃镜。将隋科长留院观察一日，次日上午主任复来诊视，见无异状，乃许其回家休息，给予一纸医疗证明，上书：胃镜手术，休息一周。

隋科长与其夫人皆觉此次胃镜检查又留院观察、又要休息一周，与以往不同，询该主任，主任称："看来情况可能有变，故将例行的活组织检查扩大了些"。情况可能有变？这让隋科长夫妇甚为不安。好不容易挨到第五天，隋科长接到内镜主任电话请其来院一谈，隋科长料非好事，但很快镇静下来，心想：军人死也不怕，还怕什么？倒是夫人放心不下，含着眼泪，一定要跟着前来。

隋科长夫妇来到内镜主任办公室，心情甚是紧张。主任让他们在沙发上坐下，又给他们递上杯水，然后从抽屉里取出一份病理检查报告交给隋科长。隋科长一看，上面果然有个"腺癌"两字，尽管有一定的思想准备，但与属于自己的这个"癌"字面对之时，恐怕谁也难免不安。

主任医师解释道："此次检查确实发现有癌变，不过很小，只绿豆大小，应属很早的原位癌，这种早期原位癌完全可以在胃镜下切除，为减轻病人反复插管的不适，我们当即给你把这癌给切了，在这一点上很抱歉，没有征得你的同意，我们就做手术了。"

隋科长的夫人一听说癌变，眼泪就夺眶而出，又听说癌已切除，当然转悲为喜，听主任说什么抱歉的话，忙说："谢谢主任为我家老隋切掉了胃癌，我们感谢都来不及哩，请快别说什么抱歉的话了"。

隋科长这才松了一口气，问还需开刀吗？主任说根据病理切片检查：黏膜切缘，黏膜下层皆无癌浸润，说明这次内镜下的手术，已经彻底切除了这癌，不需再做开腹切胃的手术了。

“那么要不要化疗？”隋科长听说癌症病人开过刀都要化疗的。

“不用不用，定期复查即可。”

“要不要病休？”

“如果你要，我可以开证明给你。”

“不要不要。”

第二天隋科长又去训练他的保安去了。直到退休，单位同事皆不知隋科长生过胃癌。

退休后隋科长仍然每年定期作胃镜检查。

隋科长常跑医院，觉得医院的保安工作实在需要加强，于是闲来无事便常跑医院，尤其内镜检查室，医生护士都认识他，几乎成了内镜室的编外保安，每个月都会抓几个小偷和帮助平息几起医患纠纷。

编外保安一做做了十年，实在是令人感动，医院报到市里，记者来调查核实，写了报道，标题便是：“退休科长当编外保安，十年不懈保医院平安”。

杨医生曰：

隋科长患慢性萎缩性胃炎，伴不典型增生、肠化，自属胃癌高危对象。隋科长遵从医嘱认真治疗，戒了烟酒，每年定期作胃镜复查。胃镜检查如今已经普及，而且是诊断胃癌的必须的检查，但若要每年都查，就少有人有这耐心了。隋科长耐心查了，给他的回报是：他的胃癌发现时只是一个“原位癌”。“原位癌”者即待在原来（发生）位置上的癌，即没有转移、扩散的癌。如果较小，的确可以在胃镜下切除了事，无须胃切除，无须放化疗。国外曾有报道：此类原位癌，局部切除后的5年生存率99%，那即是全部治愈的意思了。

人或许难免会生癌，但是，人们确实可以离它远些，更远些。

不让癌症找上你

——你可以离它更远些

生老病死是自然规律，任何人无法抗拒，但人是智慧的动物，可以在这个规律之中寻求某种变通。就像老话说"人生自古谁无死"，但人可以活得更长久一样，人难免会生病，也不可能绝对不生癌，但人肯定可以离它远些。

98. 三位诺贝尔奖得主的困惑

2009年的诺贝尔医学或生理学奖授予了在端粒与端粒酶的研究中做出突出贡献的三位科学家：美国旧金山大学的伊丽莎白·布莱克本、约翰霍普金斯大学的卡罗尔·格雷德及哈佛大学的杰克·绍斯塔克。三位科学家何以能获此殊荣？原来他们研究的端粒与端粒酶与抗衰老有关。

生物体的细胞不断地新陈代谢，新细胞由老细胞分裂增殖而来，新细胞继承了老细胞的形态和功能，或者说是样子和本领，这个与生俱来的本领是由基因决定的。带有遗传信息的基因存在于细胞核的染色体中，当细胞分裂时这染色体也一分为二，分别进入两个新细胞之中，再进行“碱基配对”形成完善的双螺旋结构的染色体。染色体在新陈代谢的过程中容易受到损伤，若是损伤到基因、导致“基因突变”，就会引细胞本质的变化，甚至变成一个癌细胞了。

三位科学家的研究发现人体对此却有保护之策：在染色体的两端各有一个称为“端粒”的结构，这端粒保护了染色体，好比鞋带两头的套管，保护着鞋带免于磨损一般。不过这端粒本身却也会有被磨损而缩短的情况，当端粒被磨损缩短到一定的程度，便丧失了对染色体的保护作用，此时的细胞便不能继续分裂，细胞进入老化乃至死亡的阶段。所以测定端粒的长度可以推算细胞的寿命，就如看马的“牙口”可以判定马还是否年轻力壮一样。

三位科学家还发现在端粒处有一种酶，称为端粒酶。这端粒酶能使端粒延长。这可是一个了不起的发现，因为端粒的延长便意味着细胞寿命的延长。虽然细胞都长寿了，人是不是也一定长寿尚不能肯定。但是，至少抗细胞衰老的线索对于人的抗衰老这个千古难题应该是有启发的。所以给三位科学家以诺贝尔奖的荣誉，是不错的。

问题是除造血干细胞及生殖细胞外，其他的细胞中并没有，或者只有微乎其微的端粒酶。那么能不能弄点端粒酶加进去呢？科学家在一般的细胞中加进端粒酶，细胞的寿命延长了 50%。令人遗憾的是，同时却又发现了肿瘤细胞中这个端粒酶却非常之丰富，难怪肿瘤细胞能生生不息。那么，反其道而用之，想法弄掉这个端粒酶，这肿瘤细胞不就不长了吗？不过也怕弄掉端粒酶，肿瘤细胞不长了，人体的正常细胞也都衰亡了，那这种治疗又有什么意义呢？

抗衰老的线索却又引出了生肿瘤的问题，抗肿瘤的妙计怕又会促成衰老。抗衰老与抗肿瘤竟是相悖论的。生老病死是自然规律，人要与之抗衡还真不容易。

99. 肿瘤是生命终结的一种形式

端粒与端粒酶的发现至少让人们在对衰老及对肿瘤发生的认识上又进了一步。

人们希望三位科学家或更多的科学家永远年轻，继续研究，研究出个既能抗衰老，又不会引发肿瘤的办法来，或是研究出一个能从根本上抗肿瘤，又不促进衰老的法子来。这样两全其美，必定皆大欢喜。不过，能否达此美妙境地，看来还有问题。

与一切生物体一样，衰老是自然界永恒的规律。人总是会衰老的，在衰老的同时，人体自身事实上也在自发地“抗衰老”。人老了许多器官萎缩了，但前列腺反而会增生，骨质也会增生，结果形成前列腺肥大，骨关节炎；人老了许多脏器的功能会衰退，但心脏的搏动会代偿性地增强，动脉血管的紧张度也会增加，本意是为了保障身体各处的血液供应，结果却是形成了高血压病。以此类推，人衰老了，细胞分裂减少了，肿瘤却能大量分裂增殖，也可能是人体抗衰老的产物之一，只不过它是帮了倒忙而已。也就是说：人生肿瘤也不过是一种符合自然规律的现象而已。

既然生老病死是自然规律，人们对它就应该有个正确的认识。说得更直白一些，人的生命有开始就必有终结，疾病是导致生命终结的一种主要形式，肿瘤便是其中之一。如今科学进步、医学发达，致命的病种逐步减少：天花被彻底消灭了，伤寒用点药就治好了，阑尾炎割了便没事了。致命的疾病逐渐集中到心脑血管病、糖尿病、肿瘤、慢性呼吸道疾病来了。据卫生行政部门调查：这四类疾病占我国居民死因的 85%，其中肿瘤便独占 22%，亦即中国人中 22% 因患肿瘤而结束生命。换句话说：肿瘤是 22% 的中国人生命告终的形式。须知并非上苍独薄中国人，许多发达国家皆是如此。不发达国家在这一点上好些，肿瘤占死因的比例小些，但它的民众百分之百也必定会有生命的终结，可能因为饥荒、战乱，也可能由于鼠疫、霍乱、埃博拉……

说这话的意思是：人们应该坦然对待生肿瘤这件事，即使已经不治。

再说，近年有肿瘤是一种“慢性病”之说，确实，按现代的科技水平，肿瘤如能积极治疗，确实可以延长生命，而且是健康的生命。如能早期发现，甚至还可望治愈。其实，对于大多数其他各种“慢性病”来说：控制病情的发展、延长健康的寿命，目标大致也就是如此吧。高血压病、糖尿病、冠心病不都是如此的吗？肿瘤说来还有“治愈”的希望，高血压病、糖尿病、冠心病还难有此望呢。我们是不是应该用这种心态来看待肿瘤呢？

100. 你可以离它远些

“肿瘤是一种基因病”，生物学家如是说。基因是爹妈给的，人们自己无法选择。

“人们应该坦然对待生肿瘤这件事”，本书好心的作者劝告读者说。已经生了肿瘤只好如此。

那么人们只能听任肿瘤肆虐吗？当然不是。

某些与癌发病相关的基因只是让人对致癌因素“易感”而已，避开这些致癌因素，便可使这些致癌基因无用武之地。这便是预防，尽管有些致癌因素如性激素的失衡等便存在人体之内，或是有些致癌因素至今尚不明白。但总是外在的多、明白的多啊。世界癌症基金会的专家明确指出：“癌症的1/3是可以预防的”。这话是好多年前说的，最近已经有人推算说：“癌症的半数是可以预防的”。看来是有道理的，单指吸烟一项就占肿瘤致病因素的35%，彻底控烟便可使致病因素减少35%，就已超过全部致病因素的1/3，加上这些年人乳头状疫苗预防宫颈癌的成功，乙肝疫苗可以预见的、预防肝癌的成功等等。所以说“癌症的半数是可以预防的”绝非臆测。

“趋利避害”本是动物的本能。许多致癌因素存在于人的生活行为之中，比如吸烟、嗜酒，高脂、高盐的饮食，久坐少动导致肥胖，心理健康状况不良等等，人们应该努力避开它。人们的生活行为当中也有许多有利于抑制肿瘤发生的因素，比如多吃新鲜蔬菜水果、坚持体育锻炼、注射疫苗、保持心情愉快等等，人们皆应该努力去做。这样，虽不能说可以绝对不生癌，但人们肯定可以离它远些。

即使某些致癌因素出自人的体内，或是尚不明确，因此防不胜防，因此说人难免要生肿瘤。但即使如此，人们还有第二道防线，早发现、早诊、早治争取最好的效果，包括治愈。治愈了肿瘤也就离开了它，即使未能彻底治愈，推迟了它的发作，不也就是离开它的到来远了些吗。

生老病死是自然规律，任何人无法抗拒，但人是智慧的动物，可以在这个规律之下寻求某种变通。就像虽说“人生自古谁无死”，但人可以活得更长久一样，人难免会生病，也不可能绝对不生癌，但人肯定可以离它远些。